GUIDE

POUR LES

FORMATIONS SANITAIRES DES ARMÉES

DANS LEURS RELATIONS

AVEC LE BUREAU DE COMPTABILITÉ
DU SERVICE DE SANTÉ DES ARMÉES (B. C. S. S. A.)
1, Rue Lacretelle, Paris (XVᵉ)

Par C. ROFFIDAL O. ✻

OFFICIER D'ADMINISTRATION PRINCIPAL DU SERVICE DE SANTÉ

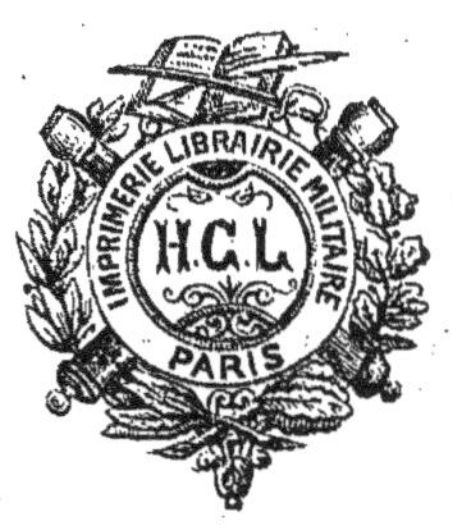

PARIS
HENRI CHARLES-LAVAUZELLE
Éditeur militaire
124, Boulevard Saint-Germain, 124

MÊME MAISON A LIMOGES

1918

GUIDE

POUR LES

FORMATIONS SANITAIRES DES ARMÉES

DANS LEURS RELATIONS

AVEC LE BUREAU DE COMPTABILITÉ
DU SERVICE DE SANTÉ DES ARMÉES (B. C. S. S. A.)

1, Rue Lacretelle, Paris (XVe)

Par C. ROFFIDAL O. ✳

OFFICIER D'ADMINISTRATION PRINCIPAL DU SERVICE DE SANTÉ

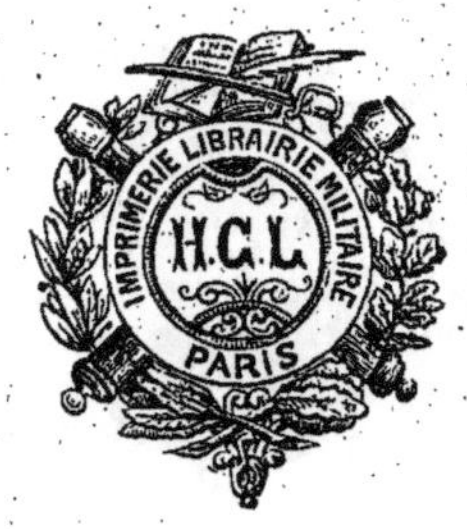

PARIS

HENRI CHARLES-LAVAUZELLE

Éditeur militaire

124, Boulevard Saint-Germain, 124

MÊME MAISON A LIMOGES

1918

GUIDE

BIBLIOTHÈQUE NATIONALE IMPRIMÉS

POUR LES

FORMATIONS SANITAIRES DES ARMÉES

TOUS DROITS DE REPRODUCTION,
DE TRADUCTION ET D'ADAPTATION RÉSERVÉS POUR TOUS PAYS.

GUIDE

POUR LES

FORMATIONS SANITAIRES DES ARMÉES

DANS LEURS RELATIONS

AVEC LE BUREAU DE COMPTABILITÉ
DU SERVICE DE SANTÉ DES ARMÉES (B. C. S. S. A.)

1, Rue Lacretelle, Paris (XVᵉ)

Par M. ROFFIDAL O. ✳

OFFICIER D'ADMINISTRATION PRINCIPAL DU SERVICE DE SANTÉ

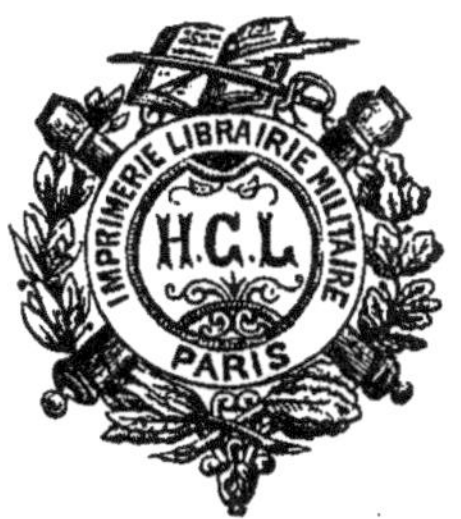

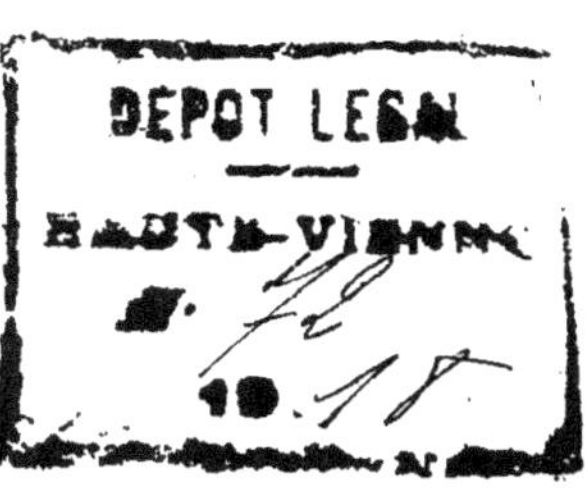

PARIS
HENRI CHARLES-LAVAUZELLE
Éditeur militaire
124, Boulevard Saint-Germain, 124

MÊME MAISON A LIMOGES

1918

TABLE GÉNÉRALE DES MATIÈRES.

ABRÉVIATIONS

Bulletin officiel du ministère de la guerre.................. *B. O.*

Bureau de comptabilité du service de santé des armées.... B. C. S. S. A.

Circulaire ministérielle.................................... C. M.

Dépêche ministérielle...................................... D. M.

Édition méthodique... É. M.

Page.. p.

Partie permanente.. P. P.

Partie semi-permanente..................................... P. S.-P.

Recueil des documents insérés au *Bulletin officiel* et concernant spécialement la période des hostilités............... Recueil (1).

---

(1) MINISTÈRE DE LA GUERRE. — *Recueil des documents* insérés au *Bulletin officiel* du ministère de la guerre et concernant spécialement la période des hostilités du 2 août 1914 au 30 juin 1917 :

1" volume : comprenant la période du 2 août 1914 au 30 juin 1915, 5 francs;

2° volume : comprenant la période du 1" juillet 1915 au 31 décembre 1915, 4 francs;

3° volume : comprenant la période du 1" janvier 1916 au 30 juin 1916, 4 fr. 50;

4° volume : comprenant la période du 1" juillet 1916 au 31 décembre 1916, 6 fr. 50;

5° volume : comprenant la période du 1" janvier 1917 au 30 juin 1917, 6 fr. 50;

6° volume : supplément des années 1914, 1915 et 1916, 2 fr. 50.

(Lavauzelle, éditeur, 124, boulevard Saint-Germain, Paris, et Limoges. Envoi *franco* contre mandat.)

PRÉFACE.

Dans une circulaire du 15 janvier 1917, M. le Sous-Secrétaire d'État du service de santé militaire écrivait ce qui suit :

« L'économie la plus stricte est, dans les circonstances actuelles, un impérieux devoir patriotique.

« Toute perte de temps, toute dépense inutile, tout usage abusif de matériel ou de denrées, diminuent la force de résistance du pays et risquent de compromettre l'avenir. »

Dans le but de répondre à cet appel, puis de poursuivre une meilleure exécution du service, enfin de faciliter aux officiers du service de santé — à qui je dédie le présent travail — l'accomplissement de leur lourde tâche, j'ai pensé faire œuvre utile en réunissant dans un seul ouvrage, non seulement toutes les dispositions réglementaires relatives à l'établissement des comptabilités et au fonctionnement d'une certaine partie du service hospitalier, mais encore toutes les instructions qui, depuis la mobilisation, ont paru pour leur application, tant celles de l'Administration centrale que celles du Grand Quartier Général, parvenues au Bureau de comptabilité du service de santé des armées.

Je n'ai pas cru devoir composer un ouvrage complet à l'usage des formations sanitaires des armées, dont les attributions en matière d'évacuations, disparitions, décès et inhumations sont déterminées par l'instruction ministérielle pratique du 2 juin 1916, et, en matière de successions, par l'instruction ministérielle pratiqué du 2 juillet 1916.

Le présent recueil se borne donc exclusivement aux relations des formations sanitaires des armées avec le B. C. S. S. A.; il comprend un modèle de toutes les formules visées dans le texte.

GUIDE

POUR LES

FORMATIONS SANITAIRES DES ARMÉES

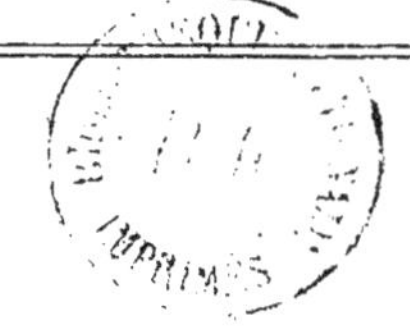

CHAPITRE Ier.

Comptabilité-journées.

ADMISSION DES MALADES ET BLESSÉS DANS LES FORMATIONS SANITAIRES.

Les malades ou blessés admis dans une formation sanitaire sont dits « de passage » ou « entrants » dans la formation.

Ne sont considérés comme « entrants » que les malades ou blessés séjournant au moins vingt-quatre heures à la formation (vol. 82, p. 28).

Le *jour de l'entrée* appartient à la formation (vol. 80, p. 78).

Le *jour de la sortie* (retour au corps, évacuation, envoi en convalescence, en permission, évasion, etc.) n'appartient pas à la formation (vol. 80, p. 97).

Le *jour du décès* appartient à la formation (vol. 80, p. 104).

CADAVRES EN DÉPÔT.

Le cadavre des militaires décédés hors des formations sanitaires peut être admis dans ces formations, *mais à titre de dépôt* (vol. 80, p. 34).

Ces décédés ne sont pas compris dans la comptabilité des formations.

ÉTABLISSEMENT DES BULLETINS MODÈLE 46 C (1).

(Instruction du G. Q. G., n° 7023/D. A., du 31 août 1916, relative à la notification aux corps et services des armées, des entrées et sorties des malades
et blessés dans les formations sanitaires des armées.)

Pour tout malade ou blessé « entrant », il est établi, en trois
exemplaires, *un bulletin modèle 46 C*, extrait d'un carnet à souche (modèle page 89) (2). Ce carnet est constitué de telle sorte
que chaque feuillet comporte deux bulletins, *l'un pour l'entrée,
l'autre pour la sortie ou le décès* du même malade ou blessé.

Les trois exemplaires du bulletin sont établis en une seule fois
à l'aide de deux feuilles de « papier carbone » interposées entre
les feuillets destinés à fournir les deuxième et troisième exemplaires. Il est recommandé de se servir, pour les inscriptions, de
crayons durs, bien taillés (de préférence de crayons-encre à l'aniline) ou de plumes en verre. Une plaque de zinc ou de carton
rigide doit être placée sous le dernier feuillet à impressionner,
de façon que tous les exemplaires soient nets et lisibles.

Le *bulletin d'entrée* est établi et éxpédié dans les *trois jours* qui
suivent l'entrée du malade ou du blessé.

Le *bulletin de sortie* ou de décès est envoyé aussitôt après la
sortie (retour au corps, évacuation, envoi en permission, en convalescence, etc.) ou le décès.

Ces deux documents portent le même numéro, à cette différence
près que le numéro du bulletin de sortie est un numéro *bis*.

RENSEIGNEMENTS DIVERS A PORTER SUR LES BULLETINS 46 C.

En cas *d'entrée* de très courte durée (groupement de malades
ou blessés en vue d'évacuation en masse ou décès d'un malade
ou blessé dans les quarante-huit heures qui suivent son entrée),
les deux bulletins (entrée et sortie), établis en même temps, restent adhérents l'un à l'autre ; les mêmes renseignements ne sont
portés que sur un des bulletins, les inscriptions concernant l'origine, les lésions anatomiques, etc., que le court séjour dans la
formation n'aura pas permis de préciser, sont laissées en blanc.

---

(1) A partir du 1er janvier 1918, les formations sanitaires de l'armée d'Orient
établissent les bulletins modèle n° 46 C. (D. M. n° 634 Ci/7, du 20 décembre
1917.)

(2) Sauf en cas de décès, il n'est pas établi de bulletin modèle 46 C pour
les malades et blessés dits « de passage ».

Sauf le cas prévu ci-dessus, on veille à ce qu'aucun des renseignements demandés ne reste sans réponse.

Les inscriptions doivent être exactes, précises et complètes; le millésime ne doit jamais être omis. Le *mode d'entrée* doit être exactement déterminé; l'indication : « Entré par billet », pour une première hospitalisation, est insuffisante; on doit mentionner si l'intéressé vient du « corps en campagne ». Pour les mutations ultérieures d'ambulance sur ambulance, on précise : « Venant de l'ambulance n°... »

Sur le bulletin de *sortie*, avant l'indication du corps on a soin de mentionner le grade de l'hospitalisé.

Enfin, en cas de mort, la mention : « Décès » doit ressortir très nettement, et, de plus, la lettre D, inscrite dans l'*angle gauche* des bulletins de *sortie*, doit être assez grande pour attirer l'attention du destinataire.

Si le bulletin concerne *un prisonnier de guerre*, la lettre P ou, s'il s'agit d'*un militaire étranger* (allié ou neutre), la lettre E, sont inscrites de la même façon sur les deux bulletins (entrée et sortie).

CADAVRES EN DÉPÔT (1).

Les militaires décédés au dehors et transportés, à titre de dépôt, dans les formations sanitaires des armées, donnent lieu à l'établissement d'un bulletin modèle 46 C (entrée et sortie) qui reçoit, à l'encre rouge, en haut, sous les mots : « Service de santé», la mention : «Cadavre reçu en dépôt.»

Bien entendu, les formations sanitaires n'ont pas à adresser, pour ces militaires décédés, au Bureau de comptabilité du service de santé des armées, le billet d'hôpital prescrit par l'instruction ministérielle n° 811, Contentieux, du 11 juin 1917 (2).

Ces décédés ne sont pas compris dans la comptabilité en journées; néanmoins, ils sont mentionnés numériquement dans la colonne d'observations de la section III du carnet administratif, à la date du jour où les corps ont été reçus en dépôt.

---

(1) Modificatif du G. Q. G., n° 20149/D. A., du 2 novembre 1917.
(2) Voir page 77.

INSCRIPTIONS CONCERNANT L'ORIGINE DES BLESSURES ET DES MALADIES (1).

Des divergences d'interprétations se sont manifestées concernant la détermination de l'origine des blessures ou maladies. Il y a lieu de fixer définitivement et de la façon suivante l'interprétation à donner à chacune des trois rubriques prévues sur les bulletins 46 C :

1° Contractées en service commandé (ou aggravées par le service).

Sont classés sous cette rubrique, aussi bien dans la zone des armées que dans la zone de l'intérieur :

a) Tous les accidents éprouvés en service commandé et qui n'auraient pas eu lieu sans l'accomplissement de ce service, en d'autres termes, en relations de cause à effet avec ce service et indépendante d'une participation au combat;

b) Toutes les maladies ou infirmités contractées ou aggravées par les fatigues ou dangers du service militaire.

EXEMPLES : violences extérieures éprouvées soit au cantonnement, soit au cours d'un exercice ou d'un service; maladies ou infirmités évoluant directement ou par aggravation à la suite de refroidissement en service, de surmenage, de gelure, de contagion, de mauvaises conditions hygiéniques, etc.

2° Résultant du fait des opérations de guerre et causées par ces dernières.

Rentrent dans cette catégorie :

Toutes lésions produites par les « événements de guerre », c'est-à-dire résultant d'une *participation directe ou indirecte au combat*, soit *par une action directe ou indirecte de l'ennemi*, soit *par une action directe ou indirecte dirigée contre l'ennemi*, mais en présence de l'ennemi.

EXEMPLES : traumatismes provenant directement ou indirectement des engins et armes de guerre employés par l'ennemi ou par nos armées contre cet ennemi et en sa présence; gelures profondes avec mortification et élimination des tissus sphacélés,

---

(1) Note du G. Q. G., n° 801 1/D. A., du 6 mars 1917.

contractées dans les tranchées et par suite de la présence de l'ennemi; lésions graves dues aux jets de liquides enflammés, aux gaz lacrymogènes ou asphyxiants, etc., lancés sur le champ de bataille par ou contre l'ennemi, etc., etc.

3° Etrangères au service.

Ce sont celles n'ayant aucun lien de cause à effet entre le service militaire et l'accident éprouvé ou qui résultent de faits n'ayant *aucun rapport avec les fatigues ou dangers du service militaire*.

EXEMPLES : traumatismes éprouvés et maladies contractées au cours d'une permission ou en enfreignant les ordres; traumatismes éprouvés ou maladies contractées en dehors du service et résultant de fautes des intéressés ou de tiers dont l'Etat ne serait pas responsable.

EXEMPLES : rixe dans un débit, accident d'ivresse; affections vénériennes (à moins que la contagion ne résulte d'une obligation du service); maladies résultant de l'intempérance ou de l'alcoolisme; maladies héréditaires non aggravées par le service; maladies antérieures à l'incorporation et dont l'évolution résulte du développement normal de l'infection (maladie du sommeil, syphilis, néoplasmes, etc., etc., etc.).

Il appartient aux médecins qui soignent l'intéressé, après le traumatisme ou l'apparition de la maladie, d'en déterminer exactement l'origine, comme il vient d'être précisé.

C'est donc *au cours des premières hospitalisations* que les médecins doivent se préoccuper de cette question avec tout le soin possible. Pour ce faire, et si besoin est, ils ne doivent pas hésiter à entrer en correspondance avec les commandants d'unités et les médecins des corps en campagne ou des ambulances.

Une fois l'origine des blessures ou maladies ainsi déterminée, les inscriptions ultérieures, sur les bulletins 46 C ou les billets d'hôpital, doivent être conformes au libellé précisé et ne peuvent plus être modifiés, à moins que des faits nouveaux ne soient de nature à infirmer les conclusions antérieures. Dans ce cas, le médecin-chef établit un rapport faisant connaître la valeur et l'importance des nouveaux documents ou des nouvelles constatations et des conséquences en résultant au point de vue de l'origine. Ce rapport est joint aux documents médicaux qui doivent constituer le *dossier médical* dressé et fournir aux médecins l'inté experts le moyen de donner un avis judicieux et éclairé, lors des expertises médico-légales. Une demande adressée au *Bureau de comptabilité du service de santé des armées* (B. C. S. S. A.). 1, rue Lacretelle, Paris (15e), permet toujours de connaître les inscriptions portées sur les premiers bulletins 46 C établis aux armées.

DESTINATION A DONNER AUX BULLETINS 46 C (1).

Le *premier exemplaire* est adressé par la poste, *sous pli recommandé*, au *commandant du corps en campagne* (et non au commandant de l'unité à laquelle appartient le malade ou le blessé); ce bulletin n'est jamais confié à l'intéressé (2).

Le *deuxième exemplaire* est adressé au B. C. S. S. A., 1, rue Lacretelle, Paris (15e).

Le *troisième exemplaire* reste à la souche; celle-ci remplace le registre des entrées et en tient lieu.

Les souches des carnets sont conservées aux archives de la formation jusqu'en fin de campagne. Néanmoins, toute formation qui est encombrée de ses archives peut toujours les adresser au B. C. S. S. A., 1, rue Lacretelle, Paris (15e).

Pour faciliter l'exécution du service par les formations sanitaires, les bulletins 46 C portent au verso :

Le *premier exemplaire*, une adresse qu'il suffit de compléter par l'indication du *corps en campagne* et du secteur postal;

Le *deuxième exemplaire*, l'adresse du B. C. S. S. A., 1, rue Lacretelle, Paris (15e).

Après avoir pris connaissance de l'exemplaire du bulletin d'*entrée* qu'il reçoit de la formation sanitaire, le corps en campagne certifie, si possible, au dos, l'exactitude des faits rapportés (ou, au contraire, mentionne les erreurs constatées) et envoie le bulletin ainsi complété au B. C. S. S. A., 1, rue Lacretelle, Paris (15e).

---

(1) En ce qui concerne les *formations sanitaires de l'armée d'Orient* le premier exemplaire, tenant lieu d'avis de mutation, est adressé, selon le cas, soit au commandant du corps en campagne, si l'intéressé, resté dans une formation sanitaire de l'avant, continue à compter à son corps; soit au commandant du dépôt intermédiaire, si le militaire, hospitalisé dans une formation de l'arrière, est pris en compte par le dépôt intermédiaire.

(2) Pour les militaires appartenant à des unités du génie, les bulletins 46 C doivent être adressés aux commandants des compagnies du génie, constituées en détachement sur le front, avec l'indication du secteur postal, et non au colonel commandant le régiment, représenté par le dépôt à l'intérieur.

Le corps conserve, pour être mis à l'appui de sa comptabilité, l'*exemplaire du bulletin de sortie* qui lui est destiné.

Les différents bulletins, recueillis au B. C. S. S. A. et classés par ordre alphabétique, constituent *un dossier pour chaque malade ou blessé*, dont les droits sont ainsi déterminés en vue de l'établissement des propositions de pension, de gratification ou de réforme.

Afin que le B. C. S. S. A. puisse se rendre très exactement compte qu'il n'y a pas eu de bulletins égarés, chaque formation sanitaire lui adresse (positif ou négatif), le 1er et le 16 de chaque mois, un *compte rendu sommaire* (modèle p. 99) (1) mentionnant les numéros des bulletins *entrée* et *sortie* envoyés pendant la quinzaine.

ENVOI DES BULLETINS 46 C.

Quand de nombreux bulletins 46 C doivent être adressés au même destinataire, il y a grand intérêt à les mettre sous une seule et même enveloppe. Cela évite d'avoir à coller chaque bulletin, diminue par conséquent le travail de la formation sanitaire qui expédie les bulletins, permet un rapide classement par l'autorité qui les reçoit, enfin, simplifie le tri et la distribution par le service postal.

NUMÉROTAGE DES CARNETS ET DES BULLETINS.

Les carnets à souche de bulletins 46 C sont numérotés par la formation sanitaire d'après leur rang d'utilisation. Le premier carnet porte le n° 1, le deuxième le n° 2 et ainsi de suite. Pour éviter que les entrants n'attendent et faciliter les inscriptions, en cas de grande affluence, deux ou même plusieurs carnets peuvent être simultanément mis en service, mais on doit veiller à ce que les carnets portant les numéros les moins élevés soient toujours achevés les premiers.

Dans chaque carnet, les feuillets sont numérotés de trois en trois, de 1 à 100; par conséquent, aucun bulletin ne doit avoir un numéro dépassant 100; les trois premiers bulletins d'entrée portent le n° 1, les trois premiers de sortie portent le n° 1 *bis*; les

---

(1) Quand le compte rendu est négatif, il peut être remplacé par un *bordereau d'envoi* (modèle p. 101).

Guide Serv. de Santé.   2

trois suivants les numéros 2 et 2 *bis*, et ainsi de suite, de telle sorte que le même numéro correspond toujours au même malade ou blessé, à cette différence près que le numéro de sortie est un numéro *bis*. Les trois exemplaires du 35e bulletin du 4e carnet portent donc comme indication : « Carnet 4, feuillet 35e ». Pour l'établissement du bulletin de sortie, on a toujours sous les yeux, à la souche, tous les renseignements portés sur le bulletin d'entrée ; certains même (noms, prénoms, corps, etc.) peuvent être inscrits sur les deux bulletins dès l'entrée de l'intéressé.

PRESCRIPTIONS DIVERSES.

1o Il demeure entendu que les militaires évacués par une formation sanitaire comptent à l'effectif de cette formation jusqu'au jour exclu de leur sortie ou de leur évacuation ;

2o Quand un malade ou blessé a succombé ou a été l'objet d'une évacuation dans les quarante-huit heures qui suivent son entrée, les deux bulletins (entrée et sortie) sont envoyés en même temps et les renseignements identiques ne sont portés que sur l'un d'eux.

Sauf en cas de décès, il n'est pas établi de bulletin 46 C pour les malades et blessés qui ne font que passer par la formation sanitaire, sans être entrants, c'est-à-dire sans séjourner au moins vingt-quatre heures ;

3o Les *trains sanitaires* n'établissent pas de bulletins modèle 46 C, sauf dans le cas de décès, où ils établissent un bulletin *entrée* et *sortie*. Un exemplaire est adressé au Bureau de comptabilité, un autre est envoyé au corps en campagne ;

4o Les *infirmeries de gare* n'établissent pas de bulletin modèle 46 C ;

5o Les billets d'hôpital et carnets de passage sont toujours établis conformément aux prescriptions en vigueur ;

6o Sont supprimés les documents suivants :

a) État nominatif des mutations de malades ;

b) Registre des entrées ;

c) Extrait des contrôles trimestriels adressés aux corps et services par le Bureau de comptabilité du service de santé des armées ;

d) Carnet médical.

Les dépôts d'éclopés n'étant pas formations sanitaires n'ont pas à établir de bulletin modèle 46 C et ne doivent pas avoir de carnets.

Les bulletins modèle 46 C sont réservés aux formations sanitaires de campagne (ambulances, hôpitaux d'évacuation, hôpitaux temporaires, hôpitaux auxiliaires, hospices civils et centres hospitaliers créés par les armées); ils ne doivent jamais être utilisés dans les établissements du territoire, et inversement, les modèles 46 A et 46 T ne doivent pas être utilisés par les formations sanitaires de campagne.

C'est le *Bureau des renseignements aux familles* (Ecole de guerre, n° 43, avenue de Lamotte-Picquet, Paris, 7e) qui, au moyen du carnet de passage, tient les dépôts des corps de troupe au courant des mutations des hospitalisés.

Par *désignation du corps ou service* il faut entendre le régiment ou le service auquel l'entrant est incorporé et auquel il appartient administrativement.

Il importe que la véritable situation militaire de chaque entrant soit fournie, et non la fonction qu'il remplit ou la formation secondaire dans laquelle il sert.

C'est ainsi que :

Il ne faut pas inscrire :	Il faut désigner :
Groupe de brancardiers.	n^e section d'infirmiers ou n^e régiment.
Prévôté.	n^e légion de gendarmerie.
Escadrille, parc d'aviation.	n^e groupe d'aviation.
Convois, sections ou parcs d'automobiles.	n^e escadron du train, n^e régiment.
Bombardiers artillerie de tranchées.	n^e régiment d'artillerie.
Génie d'étapes, compagnie auxiliaire du génie, parc du génie.	n^e régiment du génie, n^e compagnie.
Bataillon R. A. T.	n^e régiment territorial d'infanterie ou d'artillerie.
Médecin auxiliaire, n^e division, ou n^o ambulance.	n^c section d'infirmiers ou n^e régiment.
Dépôt mobile, bataillon divisionnaire, régiment de marche.	n^e régiment (désigner l'arme).
Boulangerie de campagne, etc...	n^e section de C. O. A.

En outre :

L'indication de : *artillerie* doit toujours être suivie de la mention : « à pied, de campagne, lourde, de montagne », etc..., suivant la nature du régiment; le mot *chasseurs* doit être suivi de la mention : « à pied » ou « à cheval », suivant le cas.

Ces renseignements permettent au B. C. S. S. A. d'établir avec certitude le dossier de chaque malade ou blessé prescrit par l'instruction du G. Q. G., n° 7023/D. A., du 31 août 1916.

CARNET ADMINISTRATIF.

La section III du carnet administratif (modèle p. 103) reçoit l'inscription numérique des malades et blessés :

Entrants, colonnes 1 à 26 ;

De passage, colonnes 27 à 32.

Les malades et blessés qui, dans les vingt-quatre heures de leur hospitalisation, viennent à *décéder* doivent figurer dans les *entrants*, parce que le jour du décès appartient à la formation.

ÉTABLISSEMENT DU MOUVEMENT DES MALADES ET BLESSÉS
ENTRANTS. (Colonnes 1 à 26) (1).

Pour le premier jour de fonctionnement ou de reprise de fonctionnement d'une formation, vide de malades ou blessés, les colonnes à remplir sont d'abord celles des *entrés* (colonnes 5 à 8) et, éventuellement, celles des *décédés* (colonnes 13 à 16), à l'exclusion de celles des *sortis;* il ne peut, en effet, y avoir de sortants ce premier jour, puisque les entrants doivent séjourner *au moins vingt-quatre heures* dans la formation pour être des *entrants*. On établit ensuite les *restants le soir* dont le nombre, le premier jour, est égal à celui des *entrés* diminués des *décédés* s'il y en a.

Les jours suivants, on inscrit d'abord le chiffre des *existants le matin* (colonnes 1 à 4), qui est la reproduction exacte des *restants le soir* de la veille, puis, le cas échéant, le chiffre des *entrés* et celui des *décédés*. On note ensuite le chiffre des *sortis*, s'il y en a, en remarquant toutefois que ce *chiffre ne peut être supérieur* à celui des *existants le matin*, puisqu'il ne peut comprendre que des malades ou blessés entrés au plus tard la veille. Enfin, on établit le chiffre des *restants le soir* en retranchant, du total formé par les *existants le matin* et les *entrés*, celui formé par les *sortis* et les *décédés*.

Quant au nombre des journées (colonnes 21 à 26), il est toujours égal à celui des *restants le soir* augmenté de celui des *décédés*.

---

(1) Voir pages 108 et 109.

Il résulte de la méthode exposée dans le paragraphe ci-dessus :
« Etablissement du mouvement des malades et blessés entrants »
que l'ouverture ou l'entrée en fonctionnement d'une formation ne
peut pas débuter par des *existants le matin*, que la fermeture ou
l'arrêt de fonctionnement ne peut pas se terminer par des *restants
le soir*. Ce principe est absolu et s'applique même lorsqu'une formation ne fait que relever sur place une autre formation. La
formation relevée porte ses hospitalisés comme *sortis* le jour de
la relève ; la formation nouvelle les porte comme *entrés* ce même
jour, s'il y séjournent au moins vingt-quatre heures.

ÉTABLISSEMENT DE L'EFFECTIF DES MALADES ET BLESSÉS
« DE PASSAGE ». (Colonnes 27 à 32.)

Les *passagers* sont inscrits chaque jour dans les colonnes 27 à
32, suivant leur grade (officiers ou hommes de troupe) et suivant
la catégorie à laquelle ils appartiennent :

a) Pansés à la formation, mais rejoignant leur corps dans la
même journée ;

b) Venus des corps pour faire partie d'une évacuation mise en
route le jour même ;

c) Evacués de passage.

VÉRIFICATION.

A titre de vérification, on s'assure, par les totaux, que sont
réalisées les conditions nécessaires suivantes :

1º Les chiffres des *sortis* ne sont pas supérieurs à ceux des
existants le matin ;

2º Les totaux des journées ne sont pas inférieurs à ceux des
entrés ;

3º Le total des *existants le matin* et des *entrés* est égal à celui
formé par les *sortis*, les *décédés* et les *restants le soir* ;

4º Le chiffre des journées est égal au total des *restants le soir*
augmenté de celui des *décédés*.

Remboursement des frais de traitement des malades et blessés admis à titre onéreux dans les formations sanitaires des armées (1).

Instruction ministérielle n° 1765, Contentieux, du 15 janvier 1918.

————

MODES DE REMBOURSEMENT.

A. — Les formations sanitaires des armées n'ont pas à établir les feuilles nominales concernant les malades traités à titre onéreux, lorsque le remboursement doit être poursuivi par les soins de l'administration centrale du ministère de la guerre (militaires belges, anglais, serbes, italiens, portugais, prisonniers de guerre, civils indigents; travailleurs coloniaux : Indo-chinois, Malgaches, Nord-Africains et Chinois (2), etc...).

Ces feuilles nominales sont établies par le Bureau de comptabilité du service de santé des armées, 1, rue Lacretelle, Paris (15e), en exécution de l'instruction ministérielle du 12 janvier 1912 (vol. 82 *ter*, p. 10, nota).

B. — Par contre, les formations sanitaires des armées établissent les feuilles nominales lorsque le remboursement doit être poursuivi par voie de versement au Trésor, à la diligence des ordonnateurs secondaires du service de santé aux armées, en ce qui concerne notamment les :

a) Civils admis à titre onéreux;

b) Ouvriers civils employés par le service du génie (D. M. n° 7588 2/7, du 11 mai 1917);

c) Agents des Compagnies de chemins de fer dont le réseau est compris dans la zone des armées, hospitalisés à la suite d'accidents de travail (D. M. n° 572 Ci/7, du 15 août 1917);

d) Ouvriers mobilisés affectés à des établissements privés, hos-

————

(1) Le remboursement des frais de traitement des personnels de l'armée américaine fait l'objet de la Note du G. Q. G., n° 5811/D.A., du 11 novembre 1917, pages 25 à 27.

(2) Afin d'éviter des erreurs dans l'établissement, par le B. C. S. S. A., des feuilles nominales décomptées concernant les travailleurs coloniaux et chinois, les formations sanitaires doivent vérifier avec soin que le bulletin d'admission fasse mention de toutes indications réglementaires : nom du travailleur bien orthographié, numéro du groupe, numéro matricule du dépôt, race, filiation, etc...

_pitalisés pour blessure ou maladie résultant d'un accident de travail (D. M. n° 331 Ci/7, du 28 novembre 1917);

e) Ouvriers mineurs en sursis d'appel, travaillant en dehors de leur région d'origine (D. M. n° 21118 2/7, du 6 novembre 1917);

f) Officiers prisonniers de guerre allemands, etc...

TAUX DE REMBOURSEMENT.

1° Civils, ouvriers civils employés par le service du génie, agents des Compagnies de chemins de fer victimes d'accidents de travail, etc...

Les taux de remboursement, en cas d'admission dans les formations sanitaires gérées par le service de santé, sont ceux prévus par la notice n° 14 du 1er janvier 1917 (tarif C) (1), annexée au règlement sur le service de santé à l'intérieur (vol. 80, p. 376).

Si les personnels ci-dessus sont admis dans un hôpital auxiliaire, les journées sont décomptées au taux de 3 francs (D. M. n° 530 Ci/7, du 10 juin 1917); s'il sont traités dans un hospice civil, les taux à appliquer sont ceux de la convention.

Les fournitures d'appareils prothétiques, les sépultures et les frais d'obsèques ne sont pas compris dans le prix de la journée et sont remboursés d'après le montant de la DÉPENSE EFFECTIVEMENT FAITE.

En ce qui a trait aux ouvriers mobilisés (paragraphe *d*), les frais d'hospitalisation incombent à l'employeur, dans les limites prescrites par la loi du 9 avril 1898, concernant les responsabilités des accidents dont les ouvriers sont victimes dans leur travail.

Quand il s'agit d'ouvriers mineurs en sursis d'appel (paragraphe *e*), leur admission dans les formations sanitaires est subordonnée à la production, par le directeur de la mine, d'un certificat indiquant :

a) Si l'hospitalisation est nécessitée ou non par un accident du travail;

b) Le lieu de résidence de l'ouvrier avant la mobilisation;

c) La date de son affectation à la mine;

d) La date de son affiliation à la caisse de secours de la mine;

e) Le délai après lequel, d'après les statuts de la caisse de secours, les ouvriers ont droit aux allocations de maladie;

f) Le taux de l'indemnité journalière de maladie prévu par les statuts de la caisse de secours.

---

(1) Voir la modification du 24 mars 1918 (*B. O.*, p. 811).

L'imputation des dépenses est réglée par les dispositions ci-après :

1º Lorsque l'hospitalisation est nécessitée par un accident du travail, le remboursement des frais de traitement est poursuivi auprès de l'employeur, par application de la loi du 9 avril 1898.

2º Lorsque l'hospitalisation n'est pas nécessitée par un accident du travail, deux cas peuvent se présenter :

a) L'ouvrier mineur ne remplit pas les conditions d'ancienneté nécessaires pour bénéficier des allocations de maladie de la caisse de secours ; les frais de traitement restent alors entièrement au compte du service de santé ;

b) L'ouvrier mineur remplit les conditions d'ancienneté voulues pour bénéficier des allocations de maladie ; dans ce cas, il y a lieu de faire verser au Trésor, au titre des *reversements sur les dépenses des ministères*, le montant des allocations dues à l'ouvrier hospitalisé pour la période d'hospitalisation.

2° Officiers prisonniers de guerre allemands (1).

Tous les officiers prisonniers de guerre allemands, qu'ils appartiennent à l'armée active, à la réserve ou à l'armée territoriale, qu'ils aient ou non rejoint les armées, qu'ils soient en congé, retraités ou à la disposition, reçoivent une solde mensuelle égale à la solde d'absence telle qu'elle est fixée pour les officiers français par les règlements en vigueur (2). En cas d'admission dans les formations sanitaires, ils subissent sur leur solde une retenue qui ne peut dépasser les deux tiers de cette solde.

Ces remboursements sont effectués dans les conditions prévues par la notice nº 14 précitée (tarif A), qui fixe ainsi qu'il suit les taux de remboursement :

Officier général	7 francs
Officier supérieur	5 fr. 50
Capitaine	4 fr. 30
Lieutenant et sous-lieutenant	3 fr. 50

En ce qui concerne les officiers prisonniers de guerre allemands pour lesquels les deux tiers de la solde représentent, par jour, une somme inférieure à 3 fr. 50, ce taux de 3 fr. 50 est réduit ainsi qu'il suit :

---

(1) Les formations sanitaires n'ont pas à établir le compte spécial modèle nº 36 (vol. 82 *ter*, p. 143).

(2) Voir la note 2, tarif de la solde de captivité, à la page suivante.

Oberleutnant	Lieutenant et enseigne de vaisseau de 1re classe avant 4 ans de grade	3 fr. 35
Leutnant	Sous-lieutenant et enseigne de vaisseau de 2e classe — après 6 ans de service..	3 fr. »
	avant 6 ans de service..	2 fr. 66

Aux termes d'une D. M. du 26 octobre 1916, no 56244-P. G., la solde ne doit être payée aux officiers prisonniers de guerre allemands qu'à partir du mois qui suit celui de la capture.

Lorsque ces officiers ne possèdent pas, au moment de leur admission à l'hôpital, la somme nécessaire pour payer les frais d'hospitalisation du mois en cours, il convient d'effectuer la retenue nécessaire sur la solde des mois ultérieurs, en opérant un fractionnement tel que l'officier prisonnier de guerre ne soit pas complètement démuni d'argent de poche.

Si le décès survient avant règlement complet, les sommes restant dues pour frais de traitement et d'obsèques sont imputées sur la succession des officiers intéressés.

(2) Tarif de la solde de captivité (solde nette).

INDICATION DES GRADES DES OFFICIERS		SOLDE		OBSER-VATIONS.
de l'armée allemande.	de l'armée française.	mensuelle.	journalière.	
Général-leutnant.	Général de division	832 50	27 75	
Général-major ...	Général de brigade.................	600 »	20 »	
Oberst	Colonel........	495 »	16 50	
Oberstleutnant...	Lieutenant-colonel.................	375 »	12 50	
Major............	Chef de bataillon — après 4 ans de grade ou 32 ans de service.....	337 50	11 25	
	avant 4 ans de grade...	300 »	10 »	
Hauptmann et Rittmeister.......	Capitaine et Lieutenant de vaisseau — après 12 ans de grade, après 8 ans de grade et 30 ans de service..	277 50	9 25	
	après 8 ans de grade. après 4 ans de grade et 25 ans de service..	255 »	8 50	
	après 4 ans de grade, après 20 ans de service.	232 50	7 75	
	avant 4 ans de grade...	210 »	7 »	
Oberleutnant.....	Lieutenant et Enseigne de vaisseau de 1re classe. — après 8 ans de grade et 20 ans de service.....	203 25	6 775	
	après 8 ans de grade, après 4 ans de grade et 15 ans de service.....	180 75	6 025	
	après 4 ans de grade, après 10 ans de service.	165 75	5 525	
	avant 4 ans de grade...	150 75	5 025	
Leutnant.........	Sous-Lieut. et Enseigne de vaisseau de 2e classe. — après 6 ans de service..	135 »	4 50	
	avant 6 ans de service..	120 »	4 »	

ÉTABLISSEMENT DES FEUILLES NOMINALES DÉCOMPTÉES.

1º Pour les malades prévus au paragraphe A, les feuilles nominales (modèle page 121) sont établies par le B. C. S. S. A., à qui les formations sanitaires adressent, positif ou négatif, le 1ᵉʳ du deuxième mois de chaque trimestre, un *relevé des dépenses effectuées pour frais de sépulture et pour fournitures diverses*, du modèle donné page 113.

2º Pour les hospitalisés prévus au paragraphe B, le remboursement du montant des journées de traitement, des frais de sépulture et des fournitures diverses est assuré au moyen d'une *feuille nominale décomptée* (modèle p. 121), établie en simple expédition, par l'officier d'administration gestionnaire, le dernier jour du trimestre ou le jour de la sortie ou du décès.

TRANSMISSION DES FEUILLES NOMINALES DÉCOMPTÉES.

Les feuilles nominales décomptées sont adressées sans retard à l'ordonnateur du service de santé, qui établit les ordres de reversement (modèle p. 187) et poursuit immédiatement le remboursement.

En ce qui concerne les ouvriers civils du service du génie, les feuilles nominales et les ordres de reversement sont adressés par l'ordonnateur aux chefs de service qui employaient les ouvriers hospitalisés.

DESTINATION A DONNER AUX RÉCÉPISSÉS DE VERSEMENT.

Les récépissés de versement au Trésor sont adressés, par les ordonnateurs du service de santé, au B. C. S. S. A., accompagnés de la feuille nominale décomptée qui tient lieu du duplicatum de l'ordre de reversement, dont la production à l'administration centrale, à l'appui du récépissé de versement au Trésor, est prescrite par l'article 183 du décret du 3 avril 1869 (vol. 24, p. 85).

MODE FACULTATIF DE REMBOURSEMENT DES FRAIS D'HOSPITALISATION PAR LES HOSPITALISÉS PRÉVUS AU PARAGRAPHE B.

Les hospitalisés prévus au paragraphe B, admis dans les formations sanitaires des armées, à l'exclusion de ceux traités dans les hospices civils et les hôpitaux auxiliaires, peuvent effectuer, à la fin de chaque mois et à leur sortie de la formation sanitaire, le versement du montant des frais d'hospitalisation (frais de traitement, de fournitures diverses) dus par eux, entre les mains de l'officier d'administration gestionnaire qui leur délivre, en échange, un récépissé détaché d'un *carnet à souche* (modèle p. 169).

En fin de mois, l'officier d'administration gestionnaire établit, pour les sommes qui lui ont été ainsi remises, un *bordereau récapitulatif* (modèle p. 115) donnant, pour chaque partie prenante, le décompte de la somme à verser au Trésor.

Ce document est adressé à l'ordonnateur du service de santé qui délivre immédiatement l'ordre de reversement au Trésor.

L'officier d'administration gestionnaire effectue sans retard le versement, et l'ordonnateur inscrit sur le bordereau décompté la preuve du remboursement.

Les feuilles nominales restent annexées audit bordereau.

Un duplicatum de ce bordereau est remis au Trésor à l'appui de l'ordre de reversement.

HOSPITALISATION ET REMBOURSEMENT DES FRAIS DE TRAITEMENT, DANS LES FORMATIONS SANITAIRES FRANÇAISES, DES PERSONNELS DE L'ARMÉE AMÉRICAINE.

(Note du G. Q. G., n° 5811 / D. A , du 11 novembre 1917.)

L'hospitalisation, dans les formations sanitaires françaises, des personnels de l'armée américaine, donne lieu à l'application des règles de comptabilité en vigueur pour les personnels des autres armées alliées.

Le remboursement des frais de traitement et frais accessoires est poursuivi par le B. C. S. S. A., à qui les formations adressent les éléments de base des décomptes.

A la demande du service de santé américain, ces éléments de base comportent les renseignements nécessaires pour permettre la distinction des dépenses, suivant les *catégories de personnels* et *la nature des frais* résultant soit de l'hospitalisation proprement dite, soit de l'emploi des infirmiers américains (logement, nourriture, transport, etc...) ainsi qu'il est dit ci-après.

a) Hospitalisation.

Il est établi et envoyé au B. C. S. S. A., pour tous les malades américains hospitalisés dans les formations sanitaires des armées, des bulletins modèle 46 C, suivant les prescriptions réglementaires en vigueur pour les militaires français.

Ces bulletins, modèle 46 C, doivent indiquer notamment :

Les nom, prénom et initiale du second prénom (s'il y a lieu);

Le grade;

Le corps ou le service auquel appartient le malade ;

La désignation officielle de la formation sanitaire française et son emplacement (secteur postal);

La date d'entrée;

La date de sortie (par guérison, évacuation, décès), avec indication de la destination donnée (rentrée au corps, envoi en congé, etc...);

Le diagnostic de la maladie.

Lorsqu'il s'agit d'employés *civils* américains, les mêmes renseignements sont inscrits sur les bulletins modèle 46 C, *mais la qualité d'employés civils doit être nettement spécifiée*, cette catégorie de personnels devant faire l'objet d'états de remboursement distincts.

b) Compte des dépenses.

1º Le compte des dépenses imputables au traitement proprement dit est établi par le B. C. S. S. A. d'après le nombre des journées d'hospitalisation, qui ressortent de l'examen des bulletins modèle 46 C. Le calcul de ces journées étant arrêté au dernier jour de chaque trimestre, un *état nominatif* (modèle p. 116) des malades américains restant en traitement ce jour-là est adressée au B. C. S. S. A. en même temps que les relevés de dépenses ci-après. Elle ne porte d'autre indication que le nom du malade et le numéro du bulletin modèle 46 C correspondant.

2º Le compte des dépenses supplémentaires est établi par les formations sanitaires elles-mêmes, sous la forme d'un *relevé spécial* (modèle p. 117) à adresser au B. C. S. S. A., le 5 du premier mois de chaque trimestre.

Ce relevé est établi *distinctement* pour les *militaires américains* et pour les *employés civils américains* hospitalisés.

Les dépenses y sont détaillées par rubrique : obsèques, transport, habillement, etc... (dépenses réellement faites) ; fournitures d'appareils prothétiques à décompter au prix de la nomenclature, majorés du dixième ou au prix d'achat.

c) Personnel non hospitalisé (infirmiers, infirmières, divers).

Lorsqu'un membre des forces expéditionnaires américaines *militaire* ou *civil* est pris en subsistance ou logé dans une formation sanitaire française (1), *hors le cas d'hospitalisation*, le compte de ses dépenses donne lieu à la production d'un *relevé spécial* (modèle p. 119), afin de n'être pas confondu avec celui des malades ou blessés.

Ce relevé est adressé au B. C. S. S. A. à la même date que le relevé des frais accessoires de traitement (modèle p. 117).

d) Remboursements.

Les remboursements ont lieu trimestriellement, aux dates suivantes : 31 mars, 30 juin, 30 septembre, 31 décembre.

A partir du 1er octobre 1917, les tarifs de remboursement des journées d'hospitalisation sont fixés à :

Officiers .... 5 francs.
Non officiers .... 4 francs.

Jusqu'à cette date, il est fait application du tarif suivant :

Officiers... 4 fr. 85
Non officiers .... 3 fr. 65

Le taux de remboursement des journées d'infirmières et d'infirmiers logés et nourris (personnel non hospitalisé) est fixé à :

Infirmières (nourries comme officiers subalternes) .... 3 fr. 75
Infirmiers (nourris comme soldats)......................... 2 fr. 75

---

(1) Et non au détachement d'infirmiers militaires. Des colonnes spéciales à ces personnels sont ouvertes, le cas échéant, à la section III du carnet administratif (modèle p. 103) et sur le certificat administratif journalier de consommations (modèle p. 137).

DÉPÔT DE L'ARGENT, DES BIJOUX ET AUTRES VALEURS
(vol. 80, p. 81 à 98).

Si le malade ou blessé entrant dans une formation sanitaire a de l'argent, des bijoux ou autres valeurs, ou s'il en reçoit pendant son séjour à la formation, il doit en faire la déclaration.

L'argent, les bijoux et les valeurs sont remis à l'officier d'administration gestionnaire qui :

a) en délivre au malade ou blessé un *reçu particulier* (modèle p. 124).

b) en devient dépositaire et les inscrit sur le *registre des dépôts* (modèle p. 125).

Dans le cas de séjour prolongé à la formation, l'officier d'administration gestionnaire peut, avec l'autorisation du médecin-chef, remettre aux malades des acomptes de faible importance à valoir sur la somme déposée.

Lorsque le malade sort de la formation, l'argent, les bijoux et les valeurs qu'il a déposés lui sont remis par l'officier d'administration gestionnaire en échange du reçu particulier.

Les dépôts et les retraits sont également mentionnés au verso du troisième exemplaire du bulletin, modèle 46 C, qui sert de *registre des entrées*.

Les mandats ou bons de poste adressés aux militaires en traitement ne peuvent être touchés au service du Trésor et postes que par le vaguemestre de la formation, après que l'officier d'administration gestionnaire a certifié, sur les mandats, la présence des intéressés dans la formation.

Le montant des mandats et bons de poste est versé par le vaguemestre entre les mains de l'officier d'administration gestionnaire, qui inscrit la recette sur le *reçu particulier* des malades intéressés et sur le *registre des dépôts*.

VAGUEMESTRE (vol. 80, p. 69).

L'officier d'administration gestionnaire choisit un infirmier-major pour remplir les fonctions de vaguemestre. Ce dernier est sous sa surveillance immédiate.

Muni d'une commission délivrée par l'officier d'administration gestionnaire et visée par le médecin-chef, le vaguemestre retire de la poste les lettres, mandats, bons de poste ou paquets adressés aux malades et au personnel de la formation.

Il tient le *registre du vaguemestre* (modèle p. 129).

Les mandats ou bons de poste ne peuvent être présentés en payement au bureau de poste qu'autant que les destinataires sont présents à la formation.

L'officier d'administration gestionnaire est, sauf le cas de force majeure, pécuniairement responsable de la gestion du vaguemestre et des détournements qu'il pourrait commettre ; il prend, en conséquence, toutes les mesures de précaution qu'il croit nécessaires pour assurer la régularité de ce service.

CHAPITRE II.

Comptabilité-consommations. .

***

ALIMENTATION (vol. 82, p. 29).

L'alimentation est assurée au moyen d'achats directs, réquisitions, cessions du service des subsistances militaires (1). Le tarif d'allocation se rapproche le plus possible de la ration normale de campagne.

Les entrées et sorties de denrées sont justifiées, autant que possible, d'après les règles en usage en temps de paix.

Le médecin-chef exerce un contrôle sévère sur les aliments et les boissons.

RÉGIME ALIMENTAIRE (vol. 82 *bis*, p. 42).

Aux termes de la notice nᵒ 5 («Alimentation en campagne») le régime alimentaire des malades et blessés est *uniforme* dans les formations sanitaires des armées; *ambulances, hôpitaux d'évacuation, hôpitaux temporaires et centres hospitaliers créés par les armées.*

Ce régime, qui comprend des aliments et des boissons, est prescrit en ration entière ou en demi-ration.

En principe, chaque repas se compose :

D'une soupe ou d'un potage ;
D'un plat de viande ;
D'un plat de légumes ;
D'une boisson.

La nature et la quantité des allocations sont fixées par le tarif nᵒ 1, ci-après (p. 38). Toutefois, ces denrées peuvent être rem-

---

(1) Dons. Livraisons et expéditions d'autres formations sanitaires, prises sur l'ennemi. A cette énumération il convient d'ajouter les livraisons et expéditions des magasins d'approvisionnement d'alimentation et objets de consommation du service de santé militaire.

Ces magasins ont été créés par le décret du 22 janvier 1917 (*Recueil*, 5ᵉ volume, p. 597).

placées, suivant les ressources et les circonstances, par d'autres aliments.

« La composition des rations de vivres de campagne (ration forte et ration normale), déterminée par la notice n° 5 sous le titre : « Composition des rations de vivres », s'applique uniquement à l'alimentation des infirmiers et des hommes du train.

« En ce qui concerne l'alimentation des malades et blessés. elle est assurée dans les conditions spécifiées par la notice n° 5 (rappelées ci-dessus) et par le tarif n° 1 (p. 38), ainsi que par les dispositions de l'article 216 du règlement sur le service de santé à l'intérieur (vol. 80, p. 83), aux termes duquel *les médecins traitants ont seuls le droit d'ordonner les remèdes et le régime alimentaire de leurs malades.*

« Les ordres généraux relatifs à l'alimentation des troupes en opérations ne sont pas applicables aux militaires traités dans les formations sanitaires.

« Les quantités du tarif n° 1 (« Alimentation des malades et blessés », p. 38) sont données à titre de simple indication; toutefois, il n'en demeure pas moins qu'elles ne peuvent être dépassées qu'en vertu d'un ordre de l'autorité supérieure à faire figurer à la section IV du *carnet administratif* (modèle p. 103) dans les conditions indiquées ci-après, page 36. » (D. M. n° 10236 2/7, du 21 août 1916.)

« Les denrées et liquides non prévus dans le tableau n° 1 (Tarif des rations dans les formations où le régime alimentaire de campagne est appliqué, vol. 82 *bis*, p. 44) sont distribués d'après les taux du tarif annexé à la notice n° 17 du règlement sur le service de santé à l'intérieur (vol. 80, p. 597). » (D. M. n° 14184 4/7, du 5 juin 1917.)

LIVRET MENSUEL DES ENTRÉES ET DES SORTIES DES DENRÉES ET DES BOISSONS ALIMENTAIRES.

Les quantités de denrées et de liquides entrées et celles sorties (consommations et livraisons) sont mentionnées sur un *livret mensuel d'entrées et de sorties* (modèle p. 133).

Dans les consommations sont comprises les quantités distribuées aux malades et blessés en traitement, aux malades et blessés de passage, aux infirmières et au personnel auxiliaire, etc..., ainsi que les suppléments accordés aux infirmiers militaires et aux hommes du train.

Dans les livraisons sont comprises les quantités livrées à la pharmacie et à d'autres formations sanitaires, ainsi que celles cédées, à titre onéreux, à l'ordinaire des infirmiers du détachement et aux officiers de la formation, etc...

Entrées.

Les entrées sont justifiées :

a) Pour les achats : par des factures d'achat (1) (modèle p. 159) et des bordereaux d'achats sur place (modèle p. 175);

b) Pour les réquisitions : par des certificats administratifs (modèle p. 217);

c) Pour les cessions du service des subsistances militaires : par des factures de cession décomptées (modèle p. 215);

d) Pour les livraisons et expéditions : par des factures de livraison (modèle p. 215).

Sorties.

a) Certificat administratif des consommations.

En ce qui concerne les quantités de denrées et de boissons distribuées aux diverses parties prenantes au titre de l'alimentation et qui constituent les *sorties*, elles sont détaillées sur un *certificat administratif journalier de consommations* (modèle p. 137), puis reportées au *livret mensuel*.

Les quantités d'aliments et de boissons distribuées aux malades et blessés *entrants* d'une part, aux malades et blessés *de passage* d'autre part, aux infirmières et au personnel auxiliaire, et les suppléments accordés aux infirmiers et aux hommes du train, sont détaillés dans les colonnes respectives 2, 3, 4 et 6 du certificat administratif.

L'effectif des hospitalisés, porté dans la colonne 2 du certificat administratif, est le même que celui de la colonne 25 de la section III du carnet administratif.

Il doit y avoir également concordance absolue entre l'effectif de la colonne 3 dudit certificat et celui accusé par les colonnes 27 à 32 de la section III du carnet administratif; entre les effec-

---

(1) Les inscriptions faites sur ces factures sont vérifiées à l'aide des souches du *carnet à souche des bons délivrés* (modèle p. 163).

tifs de la colonne 6 et ceux des colonnes 7 et 12 de la section II du carnet administratif (effectif de la troupe).

Le cas échéant, on ouvre à cette section II des colonnes supplémentaires pour les infirmières et le personnel auxiliaire.

b) Aliments distribués aux sortants externes.

« Quand des aliments sont distribués à des sortants dans les conditions de l'article 269 du règlement sur le service de santé à l'intérieur (vol. 80, p. 98), les sortants sont comptés dans les blessés *de passage*, colonne 3 du certificat administratif des consommations, et dans les colonnes 30 et 31 de la section III du carnet administratif. » (Décision du Sous-Secrétaire d'Etat du service de santé, n° 15252 2/7, du 30 septembre 1916.)

c) Livraisons et expéditions.

Les livraisons et expéditions faites à d'autres formations ou établissements sont justifiées par des *factures* (modèle p. 221).

d) Cessions.

La D. M. n° 15894 4/7, du 20 juin 1917, autorise les formations sanitaires à céder des denrées de consommation, à titre remboursable, au personnel de ces formations (personnel officier, personnel troupe).

Dans la mesure où les besoins d'hospitalisation le permettent, ces cessions aux armées doivent être consenties aux conditions du tarif particulier des magasins d'approvisionnement du service de santé. Ce tarif est inséré au *B. O.*

Le payement des cessions a lieu par voie de versement immédiat de leur valeur entre les mains de l'officier d'administration gestionnaire, contre la délivrance d'un reçu extrait du *carnet à souche des reçus délivrés* (modèle p. 169).

En fin de mois, l'officier d'administration gestionnaire établit une *facture de sortie décomptée* (modèle p. 221), récapitulative des cessions faites, et en verse le montant au Trésor sur un *ordre de reversement* (modèle p. 187) délivré par l'ordonnateur du service de santé.

Cette facture, complétée par la mention de payement, appuie le *livret mensuel* (modèle p. 131).

Le récépissé de versement au Trésor est adressé à l'ordonnateur qui le fait parvenir au B. C. S. S. A., avec un duplicatum de l'ordre de reversement au Trésor (voir ci-après, p. 50).

e) Denrées perdues ou avariées.

Lorsque, par cas de force majeure, des denrées ou liquides (le lait, par exemple) sont perdus ou avariés, ils doivent faire l'objet, le jour même de la constatation de l'accident, d'une déclaration inscrite à la *section V du carnet administratif* dans les mêmes conditions que celles qui sont déterminées plus loin, pour les pertes ou avaries de matériel, p. 64.

En fin de mois, il est établi, sur formule du modèle page 231, un *procès-verbal récapitulatif* spécial des diverses déclarations de ce genre; ce document est soumis à la décision du directeur du service de santé du corps d'armée.

La sortie des denrées ou liquides est justifiée au *livret mensuel* à l'aide d'un *extrait de procès-verbal* (modèle p. 227), daté du dernier jour du mois.

f) Livraisons à la pharmacie.

Les denrées et liquides remis, *sur bons*, à la pharmacie, n'entrent pas dans le décompte du prix de journée : ils ne doivent pas, en conséquence, figurer dans les colonnes réservées à l'alimentation, sur le *certificat administratif de consommations* (modèle p. 137). Ils sont portés le jour de la livraison à la pharmacie, dans la colonne 8 de ce certificat.

ENVOI DU LIVRET MENSUEL.

Le livret mensuel, accompagné des pièces d'entrée (factures, certificats administratifs, etc., à l'exception des pièces d'achats) et des pièces de sortie (certificats administratifs de consommation, relevés particuliers, bons, factures de livraison, extraits de procès-verbal, etc...) et *d'un état détaillé des prix d'achat des denrées et liquides* (modèle p. 139), est adressé au B. C. S. S. A., 1, rue Lacretelle, Paris (15ᵉ), le 5 du mois qui suit le mois auquel ce document se rapporte.

Les décomptes des consommations faites sont établis par le B. C. S. S. A.

Le *relevé mensuel des denrées et liquides consommés* (modèle p. 141) est établi par le B. C. S. S. A.

IMMOBILISATION PROLONGÉE DE LA FORMATION
(vol. 82 *ter*, p. 13).

En cas d'immobilisation prolongée des formations sanitaires, si les médecins-chefs le jugent utile, il est tenu les documents ci-après :

Cahier de visite (modèle p. 145) ;
Minute du relevé particulier (modèle p. 147) ;
Relevé particulier des prescriptions alimentaires (modèle p. 149) ;
Bon particulier d'aliments (modèle p. 151).

Il est interdit de détruire ces documents qui doivent être versés aux archives de la formation.

Prescriptions diverses.

SUPPLÉMENTS AUX INFIRMIERS ET AUX HOMMES DU TRAIN DES FORMATIONS SANITAIRES DES ARMÉES.

Conformément aux dispositions de l'article 39 du règlement sur le service de santé en campagne (vol. 82, p. 29), les infirmiers des formations sanitaires des armées font ordinaire. Ils perçoivent, ainsi que les hommes du train, au service des subsistances, comme les autres troupes, les prestations en nature réglementaires. Cependant, lorsque leur formation *est en fonctionnement* ils peuvent en outre, *sur l'ordre du médecin-chef*, recevoir, par jour, *à titre de supplément, et au titre du service de santé*, tout ou partie de la demi-ration prévue au grand régime. (Notice nᵒ 5, sous-titre « Allocations supplémentaires susceptibles d'être faites par le service de santé aux infirmiers et aux hommes du train », vol. 82 *bis*, p. 43.)

Ces dispositions sont applicables au personnel du train et au personnel auxiliaire qui peut être en service à la formation.

Cette notice ne prévoit pas l'allocation, au compte du service de santé, d'eau-de-vie, de rhum ou tafia, aux infirmiers militaires, aux hommes du train et au personnel auxiliaire employé dans les formations sanitaires des armées où le régime alimentaire de campagne est appliqué.

« En ce qui concerne les infirmiers et les hommes du train, il est prescrit aux médecins-chefs de n'user du droit conféré par l'article 39 précité qu'après s'être assurés de l'état du boni de l'ordinaire du détachement d'infirmiers.

« Le taux minimum du boni à conserver par l'ordinaire de chaque formation est fixé par le directeur du service de santé du corps d'armée. » (D. M. n⁰ 19307 4/7, du 30 septembre 1916.)

ALIMENTATION DU PERSONNEL OFFICIER DES FORMATIONS SANITAIRES.

Aux termes du dernier alinéa de l'article 39 du règlement sur le service de santé en campagne (vol. 82, p. 30) : « le personnel officier peut être nourri par la formation ; dans ce cas, il lui verse les prestations *en nature* auxquelles il a droit ».

« Dans l'intérêt du service, il convient que les officiers n'usent de cette faculté que dans des circonstances exceptionnelles et après avoir, au préalable, obtenu l'autorisation de l'autorité supérieure, c'est-à-dire du directeur du service de santé du corps d'armée. » (D. M. n⁰ 1034, Contentieux, du 30 août 1917.)

TENUE DE LA SECTION IV DU CARNET ADMINISTRATIF.

Les ordres donnés pour la distribution, au compte du service de santé, de suppléments d'aliments et de boissons aux infirmiers, aux hommes du train et au personnel auxiliaire, sont mentionnés à la *section IV du carnet administratif* (modèle p. 103).

Ils doivent faire connaître les suppléments accordés et les jours de distribution que ces suppléments concernent. Ils sont datés et signés par le médecin-chef et reçoivent en outre son cachet.

Les mesures d'exécution sont datées et signées par l'officier d'administration gestionnaire.

En règle générale, ladite section IV est destinée à recevoir les ordres et autorisations que le médecin-chef donne pour l'exécution du service, dans les conditions déterminées par l'article 468 du règlement sur le service de santé à l'intérieur (vol. 80, p. 162).

Cet article est ainsi conçu :

« L'officier d'administration gestionnaire, sous l'autorité du médecin-chef, engage directement les dépenses des catégories énoncées en l'article précédent, dans la mesure autorisée par les dispositions permanentes du service, arrêtées par le Ministre de la guerre ou dérivant de l'application du présent règlement.

« S'il estime que sa responsabilité personnelle est susceptible d'être engagée, soit à raison de la nature des dépenses, soit à raison de leur importance, l'autorisation d'exécution lui est donnée par écrit sur le registre des autorisations du médecin-chef.

« Dans le cas où, soit à cause de la nature de la dépense, soit à raison de son importance, le médecin-chef estime qu'une autorisation préalable est nécessaire, il la demande au directeur du service de santé du corps d'armée qui statue ou en réfère au général commandant le corps d'armée.

« L'officier d'administration gestionnaire est seul responsable de la fixation des prix qu'il a été appelé à débattre et à consentir.

« Le médecin-chef exerce sa surveillance sur les achats directs effectués par l'officier d'administration gestionnaire. »

Il appartient à l'officier d'administration gestionnaire de provoquer les ordres écrits ou les autorisations écrites qu'il estime nécessaires pour sauvegarder sa responsabilité en tant que gestionnaire.

CONSTATATION DE LA REMISE ET DE LA REPRISE DE SERVICE.

Dans le cas de mutation d'officier d'administration gestionnaire, le recensement des denrées et liquides est opéré après arrêté des entrées et des sorties du *livret mensuel des entrées et des sorties* (modèle p. 133).

Leur rapprochement fait connaitre les existants en écritures.

Si les officiers d'administration gestionnaires (entrant et sortant) sont d'accord, ils signent simplement la *déclaration de remise et de reprise de service* qui figure à la dernière page du livret mensuel; cette déclaration est visée par le médecin-chef.

En cas de difficulté entre les officiers d'administration gestionnaires (entrant et sortant), le médecin-chef dresse un *procès-verbal d'inventaire spécial* (modèle p. 211), qui relate les excédents et les déficits.

Ce procès-verbal est adressé par la voie hiérarchique, en simple expédition, au Sous-Secrétaire d'Etat du service de santé, qui statue et renvoie ce document revêtu de sa décision. (Voir les dispositions détaillées page 54, en ce qui concerne le matériel.)

Nº 1. — Tarif des rations dans les formations où le régime alimentaire de campagne est appliqué.

Les quantités indiquées ci-dessous ne sont données qu'à titre d'indication et pour servir de base aux substitutions qu'il y aurait avantage de faire pour assurer la bonne alimentation des malades et blessés.

DÉSIGNATION DES ALIMENTS ET BOISSONS (1).	UNITÉ RÉGLEMEN-TAIRE.	TAUX DE LA RATION journalière. Grand régime.	Petit régime.
Viande { Viande fraîche (bœuf, veau, mouton), porc frais, lapin	Kilogr.	0,400	0,300
ou poulets, canards	Nombre.	1/4	1/6
ou pigeons	Id.	1	1/2
ou conserve de viande	Kilogr.	0,200	0,150
Pain. { Pain ordinaire	Id.	0,750	0,150
ou pain biscuité	Id.	0,700	»
ou pain de guerre	Id.	0,600	»
pain de soupe	Id.	0,100	0,100
Légumes. { Riz	Id.	0,120	0,100
ou légumes secs (haricots, lentilles, pois).	Id.	0,200	0,100
pour la marmite (frais)	Id.	0,500	0,500
Julienne	Id.	0,100	0,100
Sucre	Id.	0,032	0,021
Café. { torréfié	Id.	0,016	0,016
ou en tablettes	Id.	0,016	0,016
ou vert	Id.	0,019	0,019
Chocolat	Id.	0,030	0,030
Potage condensé (le jour où il est consommé des conserves de viande)	Id.	0,050	0,050
Assaisonnements. { Sel	Id	0,020	0,020
Saindoux ou beurre	Id.	0,030	0,030
Vin	Litre.	0,50	0,25
Bière	Id.	1 »	1 »
Cidre	Id.	1 »	1 »
Lait. { simple { pour diète lactée	Id.	2 »	2 »
pour boisson	Id.	1 »	1 »
concentré (2). { pour diète lactée	Kilogr.	0,500	0,500
pour boisson	Id.	0,250	0,250
Thé	Id.	0,005	0,005
Eau-de-vie, rhum ou tafia (à titre exceptionnel)	Litre.	0,0625	0,0625

(1) Suivant les prescriptions du médecin traitant.
(2) La boîte de lait concentré est considérée comme pesant 0 kgr. 500.

CHAPITRE III.

Comptabilité-deniers (1).

Les denrées et objets de consommation nécessaires aux formations sanitaires des armées proviennent des sources ci-après :

a) Achats directs ;

b) Livraisons ou expéditions par d'autres formations sanitaires ou par des établissements du service de santé ;

c) Cessions du service des subsistances militaires ;

d) Réquisitions ;

e) Prises sur l'ennemi.

Les achats sans marché dont la valeur n'excède pas 1.000 francs sont payés, sur mandats d'avance, à l'aide de factures extraites du *carnet à souche des factures quittancées* (modèle p. 153).

Les achats par marché ou d'une valeur supérieure à 1.000 francs sont payés par mandats directs, sur la production de *factures d'achats* (modèle p. 157).

Les achats de faible importance dont la valeur n'excède pas 100 francs, et *pour lesquels il ne peut être établi de factures*, sont inscrits, au jour le jour, sur le *carnet des achats sur place* (modèle p. 173) et sont justifiés mensuellement par la production de *bordereaux à talon des achats sur place* (modèle p. 175), mis à l'appui du *bordereau des pièces et quittances* (modèle p. 179).

« En règle générale, des factures doivent être produites ; une exception n'est prévue que pour les cas où il n'est pas dans les usages de s'en faire délivrer. » (D. M. n° 12259 2/7, du 23 décembre 1914.)

---

(1) « La vérification des comptabilités produites par les formations sanitaires des armées a permis de constater qu'il avait été effectué des dépenses pour l'achat de fleurs, de plantes, etc., destinées à l'ornementation des wagons des trains sanitaires.

« Ce sont là des dépenses qui ne répondent à aucune nécessité de service et qu'il faut éviter, car, ainsi que je l'ai déjà rappelé dans ma dépêche n° 401 Ci/7, du 15 janvier 1917, « l'économie la plus stricte est, dans les circonstances actuelles, un impérieux devoir patriotique. » [D. M., n° 931, Contentieux, du 22 juillet 1917.]

LIQUIDATION DES DÉPENSES (vol. 26 *bis*, p. 11).

La liquidation des dépenses est trimestrielle.

En conséquence, il est nécessaire que les dépenses afférentes à chaque trimestre soient réglées séparément sans chevauchement d'un trimestre sur l'autre, et, à plus forte raison, d'un exercice sur l'autre.

ÉTABLISSEMENT DES PIÈCES DE DÉPENSES (vol. 26 *bis*, p. 13).

Les pièces de dépenses sont établies par exercice (1) et par subdivisions budgétaires; les dépenses qui ont pour objet des fournitures de même nature sont groupées, autant que possible, d'après les rubriques budgétaires admises en temps de paix; ces rubriques sont détaillées ci-après, pages 43 et 44.

Les sommes, les mesures et les poids sont calculés et exprimés suivant le système décimal. Les quantités de denrées, matières, etc... doivent y figurer selon l'unité applicable à chacune d'elles, et pour le nombre de décimales que comporte la *nomenclature générale du matériel du service de santé.*

---

(1) Le budget est l'acte par lequel sont prévues et autorisées les recettes et dépenses annuelles de l'État.

L'exercice est la période d'exécution des services d'un budget; il prend la dénomination de l'année à laquelle il se rapporte.

Les crédits pour le payement de dépenses publiques sont accordés par exercice. (Vol. 24, p. 3.)

L'exercice embrasse, outre l'année même à laquelle il s'applique, des délais complémentaires accordés sur l'année suivante pour achever les opérations relatives au recouvrement des produits, à la constatation des droits acquis, à la liquidation, à l'ordonnancement et au payement des dépenses. A l'expiration de ces délais l'exercice est clos. (Volume 24, page 6.)

Ces délais s'étendent pendant la deuxième année :

1º Jusqu'au 31 janvier pour l'achèvement des services du matériel dont l'exécution commencée n'a pu être terminée avant le 31 décembre;

2º Jusqu'au 31 mars pour la liquidation et l'ordonnancement des sommes dues aux créanciers;

3º Jusqu'au 30 avril pour le payement des dépenses;

4º Jusqu'au 31 juillet pour les opérations de régularisation.

Pour l'exécution des services de la guerre, de l'armement et des fabrications de guerre et de la marine afférents aux exercices 1916 et 1917, les dates de clôture, fixées, par l'article 4 de la loi du 25 janvier 1889, aux 31 mars, 30 avril, 30 juin et 31 juillet, ont été reportées respectivement aux 31 juillet, 31 août, 30 novembre et 31 décembre. (Art. 33 de la loi du 30 décembre 1916 et 5 de la loi du 30 décembre 1917.)

Les décomptes en deniers des pièces justificatives ne doivent comprendre que *deux décimales* après les francs ; on force *d'une unité la seconde décimale lorsque la troisième est égale ou supérieure à* 5.

Toutes les pièces de dépenses sont établies en deux expéditions ; elles portent l'acquit de la partie prenante, sont certifiées par l'officier d'administration gestionnaire et visées par le médecin-chef.

Aucune pièce produite pour la justification des dépenses ne doit être grattée ni surchargée. Lorsqu'il y a lieu d'y opérer une rectification dans la somme ou dans le texte, la partie à corriger est biffée au moyen d'un trait de plume et remplacée par l'énonciation exacte qui doit lui être substituée.

La substitution en interligne ou par renvoi est approuvée et signée ou paraphée par le liquidateur.

Ce fonctionnaire n'admet lui-même aucune pièce modifiée dans ses énonciations qu'autant que la correction a été dûment approuvée. (Vol. 24, p. 40.)

Les pièces justificatives de dépenses qui présentent des ratures, altérations ou surcharges ne peuvent être admises sans approbation donnée en marge, au moyen de renvois, dans la forme suivante :

Pour les ratures : « *Approuvé la rature de* (nombre en toutes lettres) *mots* » ;

Pour les surcharges : « *Approuvé les mots* (les écrire) *altérés ou surchargés* » ;

Pour les altérations de sommes en lettres : « *Bon pour la somme de* (en toutes lettres) ».

Ces renvois doivent être signés, selon les cas, par ceux qui ont arrêté les mémoires, états ou autres titres ou par ceux qui ont souscrit les quittances et par l'agent administratif qui a visé les pièces. Il en est de même de tout renvoi ayant pour objet d'ajouter les énonciations omises. (Vol. 24, p. 145.)

VÉRIFICATION DES PIÈCES DE DÉPENSES.

Les pièces de dépenses sont *vérifiées et visées* par l'ordonnateur.

« Dans le but de diminuer les charges qui leur incombent, les ordonnateurs du Département de la guerre sont autorisés à déléguer leur signature, pour le visa ou l'arrêté des pièces de dépenses, soit aux sous-directeurs de leurs services, soit à des officiers qu'ils désignent spécialement à cet effet.

« *Les mandats, les bordereaux d'émission, ainsi que les bordereaux de pièces et quittances* (modèle p. 179) sont seuls obligatoirement signés par les ordonnateurs. » (C. M. du 11 mai 1916, *Recueil*, 3e vol., p. 65.)

RUBRIQUES BUDGÉTAIRES.

Les dépenses du service de santé sont imputées aux crédits de deux chapitres du budget :

a) Chapitre   , article unique « Établissements du service de santé. Personnel ».

Ce chapitre supporte les dépenses afférentes aux salaires du personnel civil (infirmières, buandières, couturières, cuisinières, etc.) (1).

b) Chapitre   , article unique « Établissements du service de santé. Matériel » (2).

A ce chapitre sont attribuées toutes les dépenses occasionnées pour l'exécution du service autres que celles du personnel civil

---

(1) Par salaire, il faut entendre les sommes payées pour un travail d'une durée déterminée ; elles sont imputées au chapitre « Personnel » ; les dépenses pour travail à la pièce, pour travail à l'entreprise, ne constituent pas des salaires ; elles ressortissent au chapitre « Matériel ».

(2) Dans le budget de 1918, ce chapitre est divisé en deux chapitres nouveaux :

Chapitre 36. — *Frais de traitement et de matériel médical dans les établissements du service de santé.*

Chapitre 36 bis. — *Bâtiments du service de santé.*

A ce dernier chapitre seront imputées les dépenses concernant :

1° Les baraquements ;

2° Les travaux de construction et d'aménagement dans les établissements du service de santé ;

3° Les indemnités aux propriétaires d'hôtels et autres établissements occupés par le service de santé (hôpitaux, magasins, bureaux, loyers, indemnités d'occupation, dépenses et indemnités de remise en état des locaux évacués) ;

4° Les installations agricoles (porcheries, jardins potagers, etc...) du service de santé.

Les autres catégories de dépenses seront imputées au chapitre 36. (D. M. n° 25323 2/7, du 23 décembre 1917.)

indiquées ci-dessus : achats divers, frais d'entretien, de réparation, de chauffage, d'éclairage, de blanchissage, etc...

La loi de finances indique la répartition des crédits par chapitre. Lorsqu'elle est promulguée, le directeur du service de santé fait connaître à l'officier d'administration gestionnaire, les numéros des chapitres affectés aux crédits du service de santé :

1° Personnel ;

2° Matériel.

Les dépenses acquittées sur les crédits du chapitre «Etablissements du service de santé. — Matériel» sont réparties entre les rubriques budgétaires ci-après :

Alimentation. { Denrées et liquides nécessaires à l'alimentation des malades.

Chauffage et éclairage. { Charbons, coke, charbon de bois, bois de chauffage, fagots d'allumage, allumettes, pétrole, gaz d'éclairage, huile à brûler, bougies, mèches diverses, veilleuses diverses, verres de lampe, verres à gaz, manchons, lampes électriques, etc.

Cependant les dépenses pour l'achat du matériel de chauffage et d'éclairage (poêles, lampes, etc.) doivent être classées sous la rubrique : « Achats de matériel », et les dépenses relatives à l'entretien de ce matériel sous la rubrique : « Entretien et réparation de matériel, propreté ».

Blanchissage. { Savon ordinaire, savon noir, cristaux de soude, cendres de bois, eau de javelle, brosses en chiendent, épingles de blanchisseuse, charbon, coke, fagots d'allumage, etc., pour la buanderie ; frais de blanchissage aux pièces ou par convention.

Entretien et réparations du matériel ; propreté. { Matières d'entretien pour objets mobiliers en bois, en fer, en fonte, en cuivre, en zinc, en cuir ; menus objets de quincaillerie ; peintures diverses, huiles, essences, siccatifs, vernis, couleurs en poudre ; brosses, pinceaux et accessoires divers à l'usage des peintres ; aiguilles diverses, boutons divers, fil, laine filée, ruban de fil, menus objets de mercerie ; balais divers, brosses diverses, cire à parquets, éponges, chiffons de propreté, mine de plomb, paille de fer, savonnettes ; savon blanc et savon ordinaire pour les services autres que la buanderie ; objets d'emballage, paille de couchage, etc. ; réparations aux meubles et ustensiles, frais de réparation aux pièces ou par convention.

Fournitures de bureau. { Papier à état, papier ordinaire, papier buvard, enveloppes diverses, registres et carnets, encre noire, encre rouge, porte-plume, plumes, crayons, règles, feuilles de papier carbone, etc., pour les services de la formation.

Du fait de la perception d'une indemnité spéciale de frais de bureau par le médecin-chef et par l'officier d'administration gestionnaire, les dépenses à la charge du service de santé sont très réduites.

Frais de sépultures (1) et inhumations.	Achat de cercueils, de suaires, de cierges, de croix, etc., et tous les frais d'inhumation.
Achats de matériel (2).	Instruments, objets mobiliers, matières, etc., figurant à la nomenclature générale du matériel du service de santé.
Achats de médicaments (2).	Médicaments figurant à la nomenclature générale du matériel du service de santé. Dans cette rubrique sont comprises les dépenses pour l'achat de la viande, la gélatine, etc., nécessaires aux laboratoires de bactériologie, les citrons, le thé, etc., pour l'usage de la pharmacie.
Achats d'objets de pansements (2).	Objets et matières de pansements figurant à la nomenclature générale du matériel du service de santé.
Dépenses diverses.	Dépenses non comprises dans l'énumération ci-dessus

AVANCES A L'OFFICIER D'ADMINISTRATION GESTIONNAIRE
(vol. 24, p. 73, 80, 81, 82).

Il peut être fait, aux officiers d'administration gestionnaires des formations sanitaires des armées, des avances qui ne peu-

---

(1) Voir la notice n° 13 (vol. 80, p. 372).

« Il est prescrit aux formations sanitaires de n'effectuer ou de ne rembourser aucune dépense pour la fourniture de cercueils plombés en vue du transport ultérieur des corps des décédés. » (D. M. n° 9251 2/7, du 8 juin 1916.)

Nota. — « Dans la zone des armées et jusqu'à la fin des hostilités, les dépenses d'entretien des tombes des militaires décédés au cours de la campagne (croix tombales, inscriptions, clôtures, etc.) sont à la charge du service de santé militaire et non des communes.

« Ces dépenses seront mandatées par les soins des directeurs du service de santé *régionaux* de la zone des armées. (Note du G. Q. G., n° 4249/S, du 25 mars 1915.)

« Les dépenses faites par les communes pour l'*inhumation* des militaires décédés au cours des opérations et qui n'auraient pas été payées par les gestionnaires des formations sanitaires, ou mandatées par les directeurs du service de santé des corps d'armée ou des divisions isolées, doivent être ordonnancées par les directeurs du service de santé *régionaux*, après minutieuse vérification et compte rendu des prix payés habituellement dans ces communes. » (Note du Directeur général du service de santé du 2 septembre 1915.)

(2) Lorsque les nécessités du service exigent l'achat sur place d'objets matériels, de médicaments ou d'objets de pansements, l'officier d'administration gestionnaire doit provoquer un ordre ou une autorisation de l'autorité supérieure : médecin-chef ou directeur du service de santé. L'ordre ou l'autorisation doivent être mentionnés à la section IV du carnet administratif, dans les conditions indiquées page 36.

Une copie de l'ordre ou de l'autorisation, certifiée conforme par le médecin-chef, est jointe à chacune des deux expéditions de la pièce de dépense.

vent dépasser le chiffre de 35.000 francs et dont les délais de justification ne peuvent excéder quarante-cinq jours. (Vol. 24, p. 73.)

Chaque avance fait l'objet d'une *demande d'avance de fonds* (modèle p. 180), qui est adressée à l'ordonnateur (directeur du service de santé du corps d'armée, chef du service de santé des étapes, médecin divisionnaire, etc.).

La première avance s'obtient sur une copie de l'arrêté de l'ordonnateur qui l'autorise, indiquant approximativement le montant de la dépense à faire.

COMPTE DES AVANCES DE FONDS (1) (vol. 24, p. 81).

Sur la présentation du mandat d'avances, dûment acquitté par l'officier d'administration gestionnaire, le payeur lui en verse le montant et inscrit lui-même cette opération au *compte des avances de fonds* (modèle p. 181). Il date et signe ces inscriptions. C'est à compter de la date du payement de l'avance que court le délai de justification de quarante-cinq jours.

L'officier d'administration gestionnaire mentionne cette recette au journal de caisse (modèle p. 185).

JOURNAL DE CAISSE (vol. 82 *ter*, p. 103).

Le *journal de caisse* (modèle p. 185) reçoit l'inscription, dans l'ordre chronologique, de toutes les recettes et de toutes les dépenses faites par l'officier d'administration gestionnaire. Chaque pièce de dépense y est enregistrée *dans son détail* à la date de l'acquit. Le numéro d'inscription sur le journal de caisse est reporté sur la pièce de dépense.

Le journal de caisse n'a pas de durée déterminée; toutefois, les opérations sont arrêtées et balancées en fin de trimestre.

Il est également vérifié et arrêté par le médecin-chef, le jour même où l'officier d'administration gestionnaire met à la poste les pièces justificatives de dépenses d'un trimestre. (Vol. 82 *ter*, p. 15.)

PIÈCES DE DÉPENSES.

Les achats nécessités par l'exécution du service sont justifiés par des pièces deniers : *factures* (modèles p. 153 et 159), *borde-*

---

(1) Ce compte est coté et paraphé par l'ordonnateur. Il est également vérifié et arrêté numériquement par l'ordonnateur, le 1er du deuxième mois de chaque trimestre. (D. M. n° 18074 2/7, du 25 novembre 1916).

reaux des achats sur place (modèle p. 175), *états d'émargement* (modèle p. 177); ces derniers sont employés pour les dépenses du personnel civil payé au mois ou à la journée et celles relatives aux frais du culte.

De la dépêche ministérielle n° 6693 2/7, du 28 avril 1917, il ressort que : « si des états d'émargement peuvent être admis pour justifier certaines dépenses relatives aux inhumations, telles que les frais du culte, ainsi que les salaires payés au temps (à l'heure, à la journée, etc...), il est, par contre, nécessaire de produire des mémoires ou factures timbrés pour toutes les dépenses résultant d'entreprises ou de fournitures : achats de cercueils, de croix, ouverture de fosses, vol. 24 *bis*, p. 137 ».

RESPONSABILITÉ DE L'OFFICIER D'ADMINISTRATION GESTIONNAIRE.
(vol. 24, p. 80).

L'attention de l'officier d'administration gestionnaire est appelée sur les dispositions de l'article 174 du décret du 3 avril 1869 aux termes duquel : « les agents spéciaux des services régis par économie, autant pour se conformer à l'esprit des dispositions réglementaires que pour sauvegarder le droit reconnu, en faveur des tiers, de former entre les mains des trésoriers-payeurs généraux des oppositions contre leurs débiteurs créanciers de l'Etat, doivent avoir soin de restreindre les payements à faire au moyen des avances mises à leur disposition, aux menus achats et autres dépenses qui, par leur peu d'importance ou par leur nature, ne sauraient donner lieu à des ordonnancements directs, et qui, se soldant immédiatement, ne sont pas susceptibles d'oppositions ».

FORMALITÉ DU TIMBRE (1) (vol. 24, p. 56, 142, 154).

La première expédition des factures *qui dépassent la somme de dix francs* est soumise à la formalité du timbre de dimension et

---

(1) *Circulaire du 6 décembre 1917 relative à l'assujettissement au droit de timbre de 25 centim·s des quittances de produits et revenus de toute nature délivrées par les comptables de deniers publics à des personnes étrangères à l'armée.*

A la demande du Ministre des finances, tous les services du Département de la guerre sont rappelés à l'application des dispositions de l'article 4 de la loi du 8 juillet 1865, modifiée par celle du 23 août 1871, suivant lesquelles « les quittances de produits et revenus de toute nature délivrées par les compde quittance; *cette dépense est à la charge du créancier de l'Etat.* La seconde expédition, destinée à la liquidation, n'est pas timbrée. (Vol. 24, p. 56.)

TIMBRE DE DIMENSION.

Le droit du timbre de dimension est établi en raison de la dimension du papier. (Vol. 24, p. 142) (1).

Cette formalité est remplie exclusivement par les agents du Trésor, au moyen de vignettes oblitérées par l'apposition du timbre humide.

TIMBRE DE QUITTANCE.

Les quittances ou acquits donnés sur la première expédition des *factures* dépassant la somme de 10 francs et *des états d'émargement* sont assujettis au droit du timbre de quittance.

Ce droit est acquitté au moyen d'un timbre qui, immédiatement après avoir été collé, doit être oblitéré par l'apposition à l'encre noire, en travers du timbre, de la signature du créancier, ainsi que de la date de l'oblitération.

Cette signature peut être remplacée par une griffe apposée à l'encre grasse, faisant connaître la résidence, le nom ou la raison sociale du créancier et la date d'oblitération du timbre.

---

tables de deniers publics » sont assujetties aux droits de timbre de 25 centimes.

Ainsi que le Ministre des finances a eu déjà l'occasion de le préciser, les officiers d'administration gestionnaires des établissements de la guerre ont, à cet égard, le caractère de comptables publics, du fait qu'ils sont dans l'obligation de rendre compte de leurs recettes à l'autorité publique.

D'autre part, les sommes recouvrées par eux pour prix de cessions, étant versées périodiquement au Trésor, constituent un produit du budget de l'Etat.

Tous les reçus concernant des cessions de matériel, de denrées, de repas, etc., doivent donc être pourvus, aux frais du bénéficiaire, du timbre de 25 centimes précité, toutes les fois que ce bénéficiaire est une personne étrangère à l'armée.

« Les quittances auxquelles donnent lieu les cessions à des militaires, dans l'intérêt du service ou à l'occasion d'un fait directement relatif au service, sont seules exemptes de timbre, en conformité de l'exception prévue par le paragraphe 9 de l'article 16 de la loi du 13 brumaire an VII, en faveur des « gens de guerre ».

(1) Loi du 13 brumaire an VII, article 3 :
Dimensions du papier :
$0^m25 \times 0^m1763 = 0^{m2}0442$ (feuille de 0^f60) :
$0^m25 \times 0^m3536 = 0^{m2}0384$ (feuille de 1^f20).

Pour les quittances ou reçus délivrés sur les *états d'émargement* (modèle p. 177), les timbres de quittance sont oblitérés par l'officier d'administration gestionnaire, aux lieu et place des créanciers. (Vol. 24, p. 154.)

La loi de finances du 15 juillet 1914 a fixé le montant du droit du timbre de quittance ainsi qu'il suit : (1)

De 10 fr. 01 à 200 francs inclus...........................	0 fr. 10
De 200 fr. 01 à 500 francs inclus...........................	0 fr. 20
De 500 fr. 01 à 1.000 francs inclus........................	0 fr. 30
De 1.000 fr. 01 à 3.000 francs inclus........................	0 fr. 40
De 3.000 francs et au delà.................................	0 fr. 50

Aux termes de la C. M. du 12 juin 1915 (*Recueil*, 2ᵉ vol., p. 59), il convient que les pièces de dépenses (mémoires ou factures) devant être jointes à des mandats de payement soient toujours timbrées lorsqu'elles sont rédigées en territoire français.

Si les gestionnaires ne peuvent se procurer les timbres nécessaires, le montant des droits exigibles (timbres-quittances et timbres de dimension) est retenu aux fournisseurs, au moment du payement, pour être remis aux payeurs du Trésor, qui sont alors chargés de l'apposition des timbres.

Mention de cette retenue est portée sur la pièce de dépense et signée de l'officier d'administration gestionnaire responsable qui a effectué le payement.

Il est recommandé à l'officier d'administration gestionnaire de toujours posséder une réserve de timbres de quittance.

JUSTIFICATION DES AVANCES (vol. 24, p. 81).

L'officier d'administration gestionnaire n'est pas obligé de justifier de ses payements par sommes égales au montant de chaque avance; ainsi, lorsqu'il a entre les mains des pièces de dépenses pour une somme supérieure à l'avance qu'il s'agit de régulariser, ces pièces ne doivent pas être scindées mais l'excédent de justification est reporté sur l'avance subséquente.

Les reversements de fonds ont donc lieu seulement quand l'officier d'administration gestionnaire ne peut pas produire, dans le délai de quarante-cinq jours, des justifications pour une somme égale ou supérieure au montant de l'avance qu'il a reçue.

---

(1) Voir l'annexe nᵒ 1, page 273, *relative aux taxes nouvelles sur les payements*. (Loi du 31 décembre 1917).

Les reversements s'effectuent également en fin d'année ou de gestion (1), de telle sorte qu'il n'existe jamais d'excédent à reporter d'une gestion ou d'une année à l'autre, lorsque les dépenses n'ont pas, auxdites époques, épuisé entièrement le montant des fonds avancés. Si le chiffre des dépenses est, au contraire, supérieur à celui de l'avance reçue, les pièces sont scindées de manière à empêcher le report.

Afin d'éviter, autant que possible, des reversements au Trésor, l'officier d'administration gestionnaire ne doit, dans l'établissement de ses demandes d'avances de fonds, prévoir que les sommes dont il croit réellement avoir besoin (2).

Dans la pratique, ce résultat est facilement atteint : il suffit, en effet, de modérer le montant de l'avance demandée et de justifier les payements par une somme légèrement supérieure à l'avance précédente.

Le délai de justification de quarante-cinq jours est suffisamment long pour permettre à l'officier d'administration gestionnaire de lancer ses demandes d'avances de fonds en temps utile.

---

(1) *Circulaire ministérielle du 2 avril 1917, relative à la délivrance des avances faites aux gestionnaires des établissements militaires.* (Recueil, 5ᵉ *vol., p.* 47).

« Il a été constaté que de nombreux ordonnateurs, notamment dans la zone des armées, continuaient à émettre, après le 31 décembre, des mandats d'avances imputables sur l'exercice portant le millésime de l'année expirée.

« Le système des payements sur avances a été institué pour permettre de solder au comptant les menues dépenses nécessaires à l'exécution des services.

« Les avances ne peuvent donc, en principe, avoir pour objet que les dépenses à venir. Lorsque ces avances ont été consenties après le 31 décembre d'une année, elles doivent, dès lors, être mandatées sur le nouvel exercice.

« Pour éviter le retour de difficultés qui se sont produites à ce sujet, les ordonnateurs sont invités à rappeler aux services placés sous leurs ordres les dispositions ci-après :

« 1° L'article 173 de l'instruction pour l'application du règlement du 3 avril 1869 (vol. 24, p. 173) n'autorise la délivrance de mandats d'avances, dans la deuxième partie de l'exercice, que pour régler des travaux exécutés avant le 31 décembre, et seulement lorsqu'ils n'ont pas été l'objet d'avances payées antérieurement à l'exécution du service.

« Il convient d'observer que la faculté ainsi limitée ne concerne que les *travaux* et ne s'étend en aucun cas au payement des fournitures. »

(2) En principe, les gestionnaires ne doivent conserver dans leur caisse que les fonds strictement nécessaires aux besoins constants de leur service.

Ils se font délivrer des mandats d'avance au fur et à mesure de leurs besoins, afin de n'avoir dans leur caisse que les fonds nécessaires à leur service pour une courte durée. (C. M. du 4 septembre 1916, *Recueil*, 4ᵉ vol., p. 55, relative aux mesures à prendre pour réduire la circulation fiduciaire).

REVERSEMENT AU TRÉSOR (vol. 24, p. 85).

L'officier d'administration gestionnaire qui dispose d'un excédent d'avance doit demander à l'ordonnateur un *ordre de reversement au Trésor* (modèle p. 187).

Muni de cette pièce, il en verse le montant à la caisse du payeur qui lui délivre *un* récépissé à talon de la somme versée et *deux* déclarations constatant ce reversement. Le récépissé est adressé à l'ordonnateur qui le fait parvenir au B. C. S. S. A., *avec un duplicatum de l'ordre de reversement au Trésor* (1).

La première expédition de la déclaration est conservée par l'officier d'administration gestionnaire; la deuxième est mise à l'appui du *bordereau des pièces et quittances* (modèle p. 179). Le versement au Trésor est mentionné sous une rubrique spéciale, à la quatrième page de ce bordereau. Il fait également l'objet d'une inscription au *journal de caisse* (modèle p. 185).

BORDEREAU DES PIÈCES JUSTIFICATIVES DES AVANCES
(vol. 24, p. 82 et 127).

Les pièces de dépenses sont réunies dans des *bordereaux de pièces et quittances* (modèle p. 179), établis en double expédition, que l'officier d'administration gestionnaire soumet à la vérification et au visa de l'ordonnateur; il les produit ensuite au payeur, qui lui remet une expédition du bordereau revêtue de sa déclaration de réception. A ce bordereau est jointe la deuxième expédition des pièces de dépenses, non timbrées, et qui sont destinées à la liquidation.

Chaque bordereau des pièces et quittances est enregistré au *compte des avances de fonds* (modèle p. 181).

Le 1er du deuxième mois de chaque trimestre, l'officier d'administration gestionnaire adresse à l'ordonnateur, par plis recommandés :

a) Pour être vérifié et arrêté numériquement, le *compte des avances de fonds* (D. M. n° 18074 2/7, du 25 novembre 1916);

b) Pour être transmise au B. C. S. S. A., la deuxième expédition des bordereaux de pièces et quittances afférents au trimestre écoulé.

L'envoi par l'ordonnateur, au B. C. S. S. A., est fait le 10 du deuxième mois de chaque trimestre, par paquets recommandés.

---

(1) Toute perte de récépissé donne lieu à une enquête sur les responsabilités encourues. (Instruction du 30 juillet 1903, vol. 24, p. 127.)

Le relevé des mandats d'avances émis pendant le trimestre précé-dent (modèle p. 189), prescrit par la D. M. n° 18074 2/7, du 25 novembre 1916), est fourni par l'ordonnateur, au B. C. S. S. A., le 10 du deuxième mois du trimestre.

Le relevé du quatrième trimestre est produit à la date du 1er mars de l'année suivante.

PAYEMENTS PAR MANDATS DIRECTS.

Sont payés par mandats directs les achats par marchés ou d'une valeur supérieure à 1.000 francs.

Ce n'est que dans des circonstances exceptionnelles que les formations sanitaires des armées ont à effectuer des dépenses par marchés; il n'en sera pas fait mention dans le présent *Guide.*

Lorsque la valeur d'un achat est supérieure à 1.000 francs, le fournisseur établit une formule (modèle p. 157) qui comporte *une facture et son talon.*

La facture est assujettie au **timbre de dimension.**

Après avoir été certifiés par le fournisseur, ainsi que par l'officier d'administration gestionnaire, et visés par le médecin-chef, la facture et son talon sont adressés à l'ordonnateur qui émet un mandat au nom du fournisseur, à qui il est remis contre reçu.

La facture timbrée est remise au payeur, le talon est destiné à la liquidation.

Le payement des mandats est effectué par le payeur, conformément aux dispositions réglementaires.

Trimestriellement, comme il est dit pour les avances, l'ordonnateur adresse au B. C. S. S. A. :

1° Les talons des factures payées par mandats directs réunis dans un bordereau suffisamment détaillé pour qu'aucune confusion ne soit possible (D. M. du 7 janvier 1916, n° 402 4/7);

2° Par formation sanitaire, un *relevé détaillé des mandats directs émis pendant le trimestre précédent* (modèle p. 190) [D. M. n° 1269, Contentieux, du 28 septembre 1917].

Les *bordereaux trimestriels des dépenses acquittées sur mandats directs* (modèle p. 191), les *bordereaux trimestriels des dépenses acquittées sur mandats d'avances* (modèle p. 195) et les *rapports de liquidation* sont établis par le B. C. S. S. A.

ACHATS DE MATÉRIEL.

[Voir page 44, renvoi (2), et page 61.]

CHAPITRE IV.

Comptabilité-matières.

Les formations sanitaires des armées observent, en principe, les règles spéciales fixées par le règlement sur la comptabilité-matières (1).

L'officier d'administration gestionnaire tient un *carnet de matériel* (modèle p. 199) sur lequel sont inscrits tous les mouvements du matériel du service de santé.

CARNET DU MATÉRIEL.

Ce carnet, qui est annuel, est ouvert aussitôt que la formation est constituée. Le changement d'officier gestionnaire n'implique pas l'ouverture d'un nouveau carnet.

Il comporte un enregistrement *sommaire* des pièces justificatives et quatre sections, savoir :

1re section. — Unités collectives principales, secondaires et sous-unités collectives ;

2e section. — Objets mobiliers isolés ;

3e section. — Objets prêtés ou requis *temporairement* et pour lesquels il n'est pas exigé de justification ;

4e section. — Matériel de campement affecté à la formation sanitaire.

Tout mouvement d'entrée ou de sortie fait l'objet d'une inscription au carnet du matériel ; cette inscription est appuyée d'une pièce justificative (facture, certificat administratif, extrait de procès-verbal, bon, reçu, etc...). Tous les mouvements sont inscrits au fur et à mesure qu'ils se produisent.

Les pièces justificatives sont inscrites en tête du carnet, à l'enregistrement sommaire, *dans l'ordre chronologique*, et reçoivent *un numéro d'ordre*. La série des numéros d'ordre est *unique* pour toutes les opérations d'entrée et de sortie.

Les diverses opérations de comptabilité-matières sont les suivantes :

____

(1) Volume 27.

Entrées.

Livraisons, expéditions ou cessions;
Achats;
Confections, transformations, réparations;
Réquisitions;
Excédents constatés;
Changements de classement:
Dons.

Sorties.

Livraisons, expéditions ou cessions;
Confections, transformations, réparations;
Pertes par force majeure, déficits, avaries;
Changements de classement, dislocations;
Réforme; etc...

Le *carnet du matériel* (modèle p. 199) ne doit comprendre que le matériel proprement dit, à l'exclusion des objets de consommation et des objets de pansement, ainsi que des médicaments et accessoires de pharmacie dont il est tenu compte au livret mensuel de pharmacie.

La 1re *section* ne reçoit l'enregistrement que des unités ou sous-unités collectives complètes, qui sont *déterminées par la nomenclature générale du matériel du service de santé.*

A ce propos, il faut se garder de considérer comme unité collective le matériel transporté sur les divers fourgons. Les renseignements donnés à ce sujet par les tableaux indicatifs spéciaux des approvisionnements n'ont d'autre but que de régler la répartition, le mode de chargement du matériel et son arrimage en vue de son transport.

Quand du matériel est facturé comme unité collective, c'est sous cette forme seule qu'il doit être inscrit en entrée; mais s'il s'agit d'une unité collective incomplète ou non réglementaire, on procède aussitôt à sa dislocation dans les conditions indiquées plus loin; on peut toutefois conserver sous la forme collective les paniers, ballots, caisses, etc., tant qu'on n'y fait pas de prélèvements.

Le *carnet des unités collectives incomplètes* n'est pas prévu dans l'instruction sur la comptabilité du service de santé en campagne (vol. 82 *ter*).

La 2e *section* reçoit l'inscription des objets mobiliers isolés, ceux-ci classés dans l'ordre de la nomenclature générale du matériel du service de santé.

La 3e *section* ne doit comprendre que les objets prêtés ou requis *temporairement*, par exemple le matériel de couchage, les objets mobiliers que les municipalités mettent à la disposition des formations sanitaires, mais que celles-ci ne doivent pas emporter en cas de déplacement. Dans le cas où le matériel prêté ou requis est emporté, il est considéré comme réquisitionné définitivement, et pris en charge par un *certificat administratif* (modèle p. 217), établi d'après la souche du carnet de réquisition et inscrit à la 2e section.

La 4e *section* reçoit l'inscription du matériel mis, par le service du campement, à la disposition des formations sanitaires pour servir d'abris, en cas d'absence ou d'insuffisance de locaux. On peut encore indiquer dans cette section, en faisant les distinctions nécessaires, le matériel des subsistances militaires (petit outillage à distribution), les engins contre les gaz asphyxiants, le matériel du génie, etc., enfin, tout ce qui ne constitue pas du matériel appartenant en propre au service de santé.

Quand un carnet est jugé insuffisant pour recevoir l'inscription de tous les mouvements qui se produisent, on ajoute des feuillets intercalaires qui sont disposés exactement comme les autres feuillets. Ces intercalaires doivent recevoir, comme les autres feuillets, le cachet du médecin-chef; leur nombre est également mentionné à la première page du carnet.

En fin d'année ou de campagne, le carnet est arrêté et signé par l'officier d'administration gestionnaire, visé par le médecin-chef et envoyé, avec les pièces justificatives, au B. C. S. S. A., où il doit parvenir pour le 1er *avril, terme de rigueur.*

Par *année*, il faut entendre toute période comprise entre le 1er *janvier et le* 31 *décembre*, la comptabilité-matières étant soumise à la période annale. (Vol 27, p. 19.)

CONSTATATION DE LA REMISE ET DE LA REPRISE DE SERVICE
(vol. 27, p. 24).

Dans le cas de mutation d'officier d'administration gestionnaire, le recensement du matériel est opéré après arrêté des entrées et des sorties du *carnet du matériel* (modèle p. 199). Leur rapprochement fait connaître les existants en écritures.

CONDITIONS ET QUALITÉS DU MATÉRIEL A REMETTRE
(vol. 27, p. 24).

L'officier d'administration gestionnaire entrant n'est tenu de reprendre que des matières, denrées et objets réunissant les conditions requises par les règlements.

RECONNAISSANCE EFFECTIVE DU MATÉRIEL (vol. 27, p. 24).

L'officier d'administration gestionnaire entrant est tenu de vérifier et de constater lui-même, contradictoirement avec l'officier d'administration gestionnaire sortant, le nombre, le poids ou le mesurage de la totalité du matériel qui doit lui être remis.

Il ne peut se dispenser d'assister à l'inventaire.

L'officier d'administration gestionnaire sortant a seul le droit de se faire représenter par un fondé de pouvoirs (1).

Si les officiers d'administration gestionnaires (entrant et sortant) sont d'accord, ils signent simplement la *déclaration de remise et de reprise de service* qui figure à la dernière page du carnet du matériel ; cette déclaration est visée par le médecin-chef.

En cas de difficultés entre les officiers d'administration gestionnaires (entrant et sortant), le médecin-chef dresse un *procès-verbal d'inventaire par suite de mutations de comptables* (modèle p. 211) qui relate les excédents et les déficits.

A partir du jour de la notification au chef du service ou de l'établissement de la mutation et jusqu'à la réception de la décision du Ministre statuant sur les propositions du procès-verbal d'inventaire, aucun changement de classement ou de classification ne peut être prononcé par le service local. Les changements reconnus nécessaires sont proposés dans le procès-verbal d'inventaire et les raisons en sont indiquées dans la colonne « Observations ».

En principe, les procès-verbaux devraient être des procès-verbaux d'inventaire et comprendre, par conséquent, la totalité du matériel figurant dans les comptes. Mais, pour simplifier les écritures, ils ne comprennent que les matières ou objets pour lesquels il aura été constaté, entre les existants et les écritures, des différences de quantité ou de classification ; ceux qui, pour un motif

____

(1) Voir page 83.

quelconque (difficulté de vérification des quantités, avaries constatées, etc.), auront donné lieu à une réserve ou à une observation de la part de l'officier d'administration gestionnaire entrant; ceux qui nécessiteraient une dépense pour être remis en bon état de service ou pour en déterminer exactement l'existant.

Les opérations d'entrée et de sortie résultant des différences constatées dans les quantités sont immédiatement inscrites dans les comptes de l'officier d'administration gestionnaire sortant, et ces inscriptions sont justifiées à l'aide des pièces ci-après : *certificat administratif* (modèle p. 217) pour les entrées, et *extrait de procès-verbal* (modèle p. 227) pour les sorties.

Les opérations d'entrée et de sortie, de changement de classification ou de classement, résultant des observations ou des réserves faites par l'officier d'administration gestionnaire entrant, ne sont effectuées qu'après notification de la décision ministérielle.

Le procès-verbal doit relater les causes réelles ou présumées des différences et avaries constatées, les explications de l'officier d'administration gestionnaire sortant, les propositions du rapporteur, avec l'évaluation de la dépense à faire pour la remise en état du matériel, les conclusions du directeur.

Il est adressé en simple expédition au Ministre (Service de santé), qui statue (1) et renvoie ce document revêtu de sa décision.

Quand la remise du service a lieu dans le courant de l'année, les entrées et les sorties sont arrêtées et totalisées de manière à faire ressortir les existants à la date de cette opération.

Si la remise a lieu en fin d'année, les écritures sont arrêtées au 31 décembre, par l'officier d'administration gestionnaire sortant, et les existants sont repris sur le compte de l'année suivante par l'officier d'administration gestionnaire entrant dans les formes habituelles.

Quand les opérations d'une remise et d'une reprise de service sont terminées, le médecin-chef rend compte du résultat par un

---

(1) Quand les manquants à mettre à la charge de l'Etat sont inférieurs à 1.000 francs et que les conclusions du chef de service et du directeur sont concordantes, le procès-verbal peut être approuvé, au nom du Ministre, par le directeur du service de l'administration centrale. Quand la somme à la charge de l'État atteint 1.000 francs, ou quand un des avis tend à une imputation quelconque au comptable, la question est soumise à l'examen de la direction du contrôle et à la décision personnelle du Ministre.

rapport sommaire au directeur du service de santé, qui le transmet au Ministre avec ses observations s'il y a lieu. (Vol. 80, p. 153.)

PIÈCES JUSTIFICATIVES.

Les modèles des diverses pièces justificatives employées dans la comptabilité-matières sont annexés au règlement sur le service de la comptabilité-matières du Département de la guerre (vol. 27 *bis*).

Ces pièces comprennent :

Des factures de livraison, d'expédition ou de cession pour les entrées (modèle p. 215);

Des factures d'achat (modèle p. 159);

Des talons de bordereaux récapitulatifs d'achats (modèle p. 175);

Des certificats administratifs d'entrée (modèle p. 217);

Des certificats administratifs de changement de classement pour les entrées (modèle p. 219);

Des factures de livraison, d'expédition ou de cession pour les sorties (modèle p. 221);

Des certificats administratifs de sortie (modèle p. 223);

Des certificats administratifs de changement de classement pour les sorties (modèle p. 225);

Des extraits de procès-verbaux de pertes et avaries (modèle p. 227).

DISPOSITIONS RELATIVES A L'ÉTABLISSEMENT DES PIÈCES
(vol. 27, p. 26 et 69).

Les pièces justificatives destinées à décrire les opérations à charge et à décharge sont établies en simple expédition, sur format de 0ᵐ33 sur 0ᵐ22 (demi-tellière).

Elles sont produites en original. En cas de perte d'une pièce justificative, il en est produit un duplicatum qui est signé par tous les signataires de l'original.

Aucune pièce ne doit être grattée ni surchargée. Les ratures et les rectifications, faites en interligne ou par des renvois, sont soumises à l'approbation de tous les signataires de la pièce. Les parties biffées doivent demeurer lisibles.

Les quantités fractionnaires portées sur les pièces justificatives sont exprimées en décimales, qui sont au nombre fixé par la nomenclature générale du matériel du service de santé. Les décomptes en argent sont faits en francs et centimes; *on force le dernier chiffre lorsque celui des millimes est égal ou supérieur à 5.*

Les pièces justificatives des mouvements d'entrée ou de sortie qui donnent lieu à ordonnancement, réimputation ou versement au Trésor, doivent indiquer soit la date et le numéro de l'ordonnance ou du mandat, soit la date et le numéro de l'état de changement d'imputation, soit le lieu de versement au Trésor, avec la date et le numéro du récépissé.

La mention de l'ordonnancement ou celle du versement est portée sur les pièces par l'ordonnateur; si elle a été omise, l'officier d'administration gestionnaire est tenu de réclamer au débiteur la preuve du payement, et la mention est alors signée par le médecin-chef.

LIVRAISONS, EXPÉDITIONS OU CESSIONS (vol. 27, p. 79).

Tout officier d'administration gestionnaire qui reçoit l'ordre de livrer ou d'expédier du matériel, à titre gratuit, à un gestionnaire du même service ou d'un autre service, établit *deux factures* : l'une pour *l'entrée* (modèle p. 215), l'autre pour *la sortie* (modèle p. 221).

Ces factures ne sont pas décomptées et la mention du payement est rayée.

Quand l'officier d'administration gestionnaire réceptionnaire a porté sa prise en charge sur les deux factures, il joint la première à son *carnet du matériel* pour appuyer l'entrée, et il renvoie la seconde à l'expéditeur pour justifier la sortie.

En cas de versement d'un service à un autre, le destinataire doit indiquer, en regard de chaque article, dans la colonne « Réception », le numéro de la nomenclature de son service sous lequel il figurera dans ses comptes.

Les factures de livraison ou d'expédition doivent être adressées aux destinataires dans un délai de deux jours au plus après leur date.

Le récépissé du matériel doit être envoyé au comptable livrancier ou expéditeur, au plus tard dans un délai de dix jours après la réception du matériel, soit en gare, soit en magasin.

Les factures sont signées par les officiers d'administration gestionnaires (expéditeur et destinataire) et visées par les médecins-chefs.

L'officier d'administration gestionnaire expéditeur doit faire toute diligence pour rentrer le plus tôt possible en possession de la facture de sortie, revêtue du récépissé du destinataire.

On ne doit appliquer qu'exceptionnellement les dispositions de la C. M. du 2 août 1915 (*Recueil*, 2e vol., p. 66) et de la D. M. n° 4189 2/7, du 9 décembre 1915. Ces dispositions sont rappelées ci-après :

«Par dérogation aux règles ordinaires, les comptables du matériel sont autorisés à justifier par un *certificat administratif* modèle n° 10, annexé au règlement sur la comptabilité-matières (1), les sorties de matériel délivré ou expédié, lorsque, par suite de circonstances de guerre ou de variations dans les formations, le matériel n'étant pas arrivé à destination, il ne leur aura pas été fait retour des factures d'expéditions, revêtues du récépissé du destinataire.

» Toutefois, le certificat portera la mention : «*Sortie provisoire*», et il ne sera admis définitivement dans la comptabilité que par une décision de l'autorité supérieure, prise dans chaque cas d'espèce, le comptable expéditeur ayant justifié avoir fait toutes diligences pour obtenir décharge régulière.

» Pour les sorties de 1.000 à 50.000 francs exclus, il sera statué par le chef supérieur du service de santé; pour les sorties inférieures à 1.000 francs, par le directeur du service de santé. Les sorties de 50.000 francs et au-dessus sont soumises à la décision du Ministre. »

Dans des cas exceptionnels, et ainsi que le prévoit le règlement sur le service de santé en campagne (vol. 82, p. 51, 52 et 72), on peut être amené à délivrer du matériel sur simples *bons ou reçus* (modèle p. 229). Le cas échéant, ces pièces sont établies en double expédition : l'une pour la formation livrancière, l'autre pour la formation réceptionnaire.

Quand du matériel est reçu sans facture, soit des réserves de matériel, soit du ravitaillement quotidien, ou quand sa provenance est inconnue, il appartient aux gestionnaires de le prendre en compte à l'aide d'un *certificat administratif* (modèle p. 217). (D. M. n° 12277 2/7, du 6 juillet 1915.)

---

(1) Modèle page 223.

TRANSPORT DU MATÉRIEL. — RESPONSABILITÉ DU RÉCEPTIONNAIRE
(vol. 27, p. 23).

L'officier d'administration gestionnaire réceptionnaire ne donne décharge à ceux qui sont responsables du transport qu'après vérification du nombre, du poids et de l'état des colis.

Il ne délivre récépissé à l'expéditeur qu'après avoir reconnu la quantité, la qualité et l'état du matériel porté sur les factures d'expédition.

Il est responsable des manquants, pertes ou avaries qu'il n'aurait pas fait constater au moment de l'arrivée.

CONTESTATIONS A L'ARRIVÉE. — RÉCÉPISSÉ A DÉLIVRER PAR
LE DESTINATAIRE (vol. 27, p. 23 et 66).

En cas de contestations à l'arrivée au sujet du *nombre*, du *poids* et de l'*état des colis*, il est dressé *procès-verbal* par le *sous-intendant militaire*, à qui il appartient de statuer après examen du matériel.

Toutes les fois que, à l'arrivée d'un matériel à destination, la responsabilité de l'expéditeur paraît engagée, le médecin-chef désigne, pour représenter l'expéditeur, une personne choisie en dehors du personnel placé sous les ordres du destinataire, ou, s'il y a lieu, en provoque la désignation par le commandement.

Il est dressé un *procès-verbal* (modèle p. 231), et il est statué par le médecin-chef à l'égard de toute difficulté entre le réceptionnaire et l'expéditeur, relativement à *la nature*, à la *quantité*, à la *qualité* et à l'*état du matériel expédié*.

Si les pertes ou avaries sont laissées à la charge de ceux qui étaient chargés du transport ou si l'Etat doit réglementairement les supporter, l'officier d'administration gestionnaire réceptionnaire prend charge et délivre récépissé de l'intégralité du matériel porté sur la facture d'expédition, et il fait sortie des différences dûment constatées, par un *extrait de procès-verbal* (modèle p. 227).

Si les pertes ou avaries sont imputées à l'officier d'administration gestionnaire expéditeur, le réceptionnaire ne délivre récépissé et ne prend charge que des quantités de matériel réellement reçues, qu'il mentionne dans la colonne « Réception » des deux factures.

Un *extrait de procès-verbal* (modèle p. 227) est épinglé à la facture d'entrée.

A l'égard de l'expéditeur, les recours et reprises sont exercés par l'autorité chargée de la surveillance de sa gestion, au vu du *procès-verbal* (modèle p. 231) dont une expédition doit lui être remise par le réceptionnaire.

L'expéditeur procède à deux opérations et porte en sortie :

1° A l'aide de la *facture de sortie* (modèle p. 221), le matériel dont le réceptionnaire a accusé réception ;

2° A l'aide d'un *extrait de procès-verbal* (modèle p. 227), le matériel perdu, etc. (Voir ci-après le paragraphe : « Pertes, avaries, déficits, etc., p. 64 ».)

DISPOSITIONS RELATIVES AUX ACHATS DE MATÉRIEL. (vol. 27, p. 70).

Les achats de matériel sont payés par mandats directs, ils donnent lieu à l'établissement :

1° D'une *facture à talon* (modèle p. 159) (1), signée par le créancier et revêtue de la prise en charge de l'officier d'administration gestionnaire ;

2° D'une *copie* (modèle p. 161) de cette facture, que l'ordonnateur certifie conforme à l'original.

La *facture* est mise à l'appui du mandat de payement, le *talon* justifie l'entrée dans le *carnet du matériel* (modèle p. 199) ; la *copie* est annexée à la *liquidation* de la dépense.

ACHATS DE MATÉRIEL PAYÉS DIRECTEMENT SUR SES AVANCES PAR L'OFFICIER D'ADMINISTRATION GESTIONNAIRE (vol. 27, p. 78).

Quand il s'agit d'achats de *matériel*, acquittés au moyen d'avances, l'officier d'administration gestionnaire récapitule, en fin de mois, les livraisons d'objets entrant dans la comptabilité-matières dans un *bordereau récapitulatif à talon* (modèle p. 175), et il prend charge, au *carnet du matériel* (modèle p. 199), comme « reçu de divers ».

---

(1) Les inscriptions faites sur cette facture sont vérifiées à l'aide des souches du *carnet à souche des bons délivrés* (modèle p. 163).

Le *bordereau* est produit au payeur avec les pièces justificatives de dépenses; le *talon* appuie l'entrée au *carnet du matériel*
(modèle p. 199).

REMBOURSEMENT DES CESSIONS FAITES A TITRE ONÉREUX
(vol. 27, p. 71).

Le remboursement des cessions faites par le service de santé
aux autres services du Département de la guerre, ainsi qu'aux
corps de troupe et aux établissements considérés comme tels,
s'opère par voie de versement au Trésor.

Toute cession donne lieu à l'établissement d'une *facture d'entrée* (modèle p. 215) et de *deux factures de sortie* (modèle p. 221);
ces pièces sont décomptées.

Au reçu des *deux factures de sortie*, complétées par la mention
de prise en charge du service ou du corps réceptionnaire, l'officier d'administration gestionnaire les transmet à l'ordonnateur
du service de santé dont il dépend.

Lorsque la cession n'est pas supérieure à 100 francs, l'ordonnateur du service de santé délivre un *ordre de reversement au Trésor* (modèle p. 187); il l'adresse, par l'intermédiaire de son
collègue du service ou corps débiteur, au service ou au corps
réceptionnaire qui en verse le montant au Trésor.

Si la valeur de la cession dépasse 100 francs, l'ordonnateur du
service de santé adresse un exemplaire de la facture de sortie à
son collègue du service ou corps débiteur; celui-ci délivre un
mandat direct de payement au nom du payeur qui se verse à lui-
même le montant de la cession (1).

Le *duplicata de la facture* de cession est mis, avec l'ordre de
reversement correspondant, à l'appui soit du versement effectué
par l'officier d'administration gestionnaire, soit du mandat délivré par l'ordonnateur secondaire.

Une *copie de la facture* appuie la liquidation.

Dans l'un ou l'autre cas, le récépissé de versement au Trésor
est adressé par l'ordonnateur du service ou corps débiteur à l'ordonnateur du service de santé, qui complète la mention de paye-

---

(1) Le remboursement des cessions faites entre les divers services de la
guerre, qui parfois a lieu par voie de payement réel, devra être opéré au
moyen de l'émission d'un mandat par le service cessionnaire et d'un ordre
de reversement par le service cédant, c'est-à-dire par simple jeu d'écritures.
(C. M. du 4 septembre 1916, *Recueil*, 4° vol., p. 55, *relative aux mesures à
prendre pour réduire la circulation fiduciaire*.)

ment sur le second exemplaire de la facture de sortie et le retourne à la formation sanitaire livrancière.

Les remboursements qui n'auraient pu être opérés dans les conditions indiquées ci-dessus sont effectués par les soins de l'administration centrale, à l'aide d'un changement d'imputation.

Dans ce cas, le service local livrancier adresse à l'administration centrale (Bureau administratif créancier) un *duplicata de la facture de cession* revêtue de la prise en charge du service cessionnaire.

CONFECTIONS, TRANSFORMATIONS (vol. 27, p. 85).

Le Ministre ordonne, en principe, les transformations et les confections. (Vol. 80, p. 144.)

Les ordres ou autorisations de confections doivent figurer *à la section IV du carnet administratif* (modèle p. 103).

Toute opération de confection ou transformation exécutée par les soins de l'officier d'administration gestionnaire donne lieu à une sortie et à une entrée.

Cet officier demeurant responsable du matériel jusqu'à ce qu'il ait justifié de son emploi, l'entrée dans les écritures des produits de l'opération doit coïncider avec la sortie du matériel employé. Les *certificats administratifs* justificatifs :

De l'entrée (modèle p. 217);

De la sortie (modèle p. 223),

doivent porter la même date qui est celle de la prise en charge des produits.

RÉPARATIONS (vol. 27, p. 86).

Les consommations faites pour réparations sont justifiées mensuellement par un *certificat administratif de sortie* (modèle p. 223).

L'entrée en magasin des résidus provenant des réparations est également justifiée, en fin de mois, par un *certificat administratif d'entrée* (modèle p. 217).

RÉQUISITIONS (vol. 27, p. 78).

L'entrée résultant de réquisition est justifiée par un *certificat administratif* (modèle p. 217).

EXCÉDENTS, BONIS (vol. 27, p. 87).

Les excédents et bonis de toute nature sont immédiatement portés en entrée ; ils sont justifiés par des *certificats administratifs* non décomptés (modèle p. 217) ; ces pièces mentionnent, le cas échéant, la date des *procès-verbaux* dans lesquels ils ont été constatés.

PERTES, DÉFICITS, AVARIES (vol. 27, p. 87 et 89).

Les pertes, avaries, déficits, reconnus en magasin, les déchets de conservation, la destruction du matériel, sont constatés dans un *procès-verbal* (modèle p. 231) rapporté par le médecin-chef, signé de lui et de l'officier d'administration gestionnaire ; ils sont immédiatement portés en sortie, sans attendre qu'il ait été statué sur les responsabilités encourues.

Les pertes, avaries, déficits sont justifiés par un *extrait de procès-verbal* (modèle p. 227).

Le procès-verbal fait connaître les causes présumées des différences, les explications de l'officier d'administration gestionnaire et les conclusions du rapporteur ; il est adressé en deux expéditions au directeur du service de santé. Celui-ci y joint son avis.

Quand les manquants à mettre à la charge de l'Etat sont inférieurs à 1.000 francs et que les conclusions du rapporteur et du directeur sont concordantes, le procès-verbal est approuvé par le directeur. Celui-ci renvoie une expédition au médecin-chef, qui inscrit cette décision sur l'*extrait de procès-verbal* (modèle p. 227). En cas d'imputation, la pièce est complétée par la mention du versement au Trésor.

Quand la somme à mettre à la charge de l'Etat atteint 1.000 francs, ou quand un des avis tend à une imputation quelconque à l'officier d'administration gestionnaire, le *procès-verbal* est transmis, en double expédition, au Ministre (Service de santé), qui renvoie une des expéditions revêtue de sa décision.

DISPOSITIONS SPÉCIALES AU SERVICE DE SANTÉ EN CAMPAGNE (vol. 82 *ter*, p. 95).

Les pertes ou avaries par événements de force majeure font l'objet, *à la section V du carnet administratif*, d'une déclaration faite le jour même par l'officier d'administration gestionnaire. Cette déclaration précise les objets perdus ou avariés, ainsi que les circonstances de l'événement; elle est visée et certifiée le même jour par le médecin-chef.

Mensuellement, il est statué sur les responsabilités engagées à l'aide d'un *procès-verbal collectif* (modèle p. 231), établi en double expédition et mentionnant les déclarations inscrites *à la section V du carnet administratif* (modèle p. 103).

Le matériel perdu ou avarié est porté en sortie au *carnet du matériel* (modèle p. 199), le dernier jour du mois, date de l'établissement du procès-verbal. La sortie est justifiée par un *extrait de procès-verbal* (modèle p. 227).

En cas d'inventaire dans le courant du mois, les déclarations inscrites à la *section V du carnet administratif* (modèle p. 103), servent de justifications.

L'approbation des procès-verbaux appartient au directeur du service de santé du corps d'armée.

«En ce qui concerne les pouvoirs réservés au Ministre, ils sont exercés, pendant la durée de la guerre, pour les pertes ressortissant au service de santé, dans une armée, par le Chef supérieur du service de santé de l'armée; dans un corps d'armée opérant isolément, dans un corps expéditionnaire, par le directeur du service de santé (1).

« Toutefois, tous les procès-verbaux relatifs aux déficits de fonds continueront à être soumis au Ministre, ainsi que ceux qui feraient ressortir une négligence susceptible de mettre en jeu la responsabilité du gestionnaire et d'entraîner une sanction spéciale. » (C. M. du 28 juillet 1915; *Recueil*, 2ᵉ vol., p. 65.)

DISLOCATION D'UNITÉS COLLECTIVES. — CHANGEMENT
DE CLASSEMENT (vol. 27, p. 44 et 88).

Unités collectives.

Les unités collectives, qui sont composées de matières et d'objets groupés en raison de leur destination commune, sont constituées principalement pour entrer dans les formations de guerre.

---

(1) Dans une division isolée ou ne faisant pas partie d'un corps d'armée, le médecin divisionnaire a les attributions d'un médecin d'armée ou d'un directeur d'un corps d'armée (vol. 82, p. 19).

Elles ne doivent être constituées que d'après les ordres du Ministre.

Les unités collectives doivent toujours être maintenues au complet et en bon état. Elles ne sont décomposées en leurs divers éléments que dans le cas où il y a lieu de les disloquer d'une manière définitive. (Vol. 27, p. 44.)

Par suite de la mise en service du matériel entrant dans la composition des unités collectives des formations sanitaires, ce matériel subit des mouvements qui modifient cette composition.

Si les objets sortis pour diverses causes (réforme, pertes, avaries, etc.) pouvaient être remplacés immédiatement, il serait possible de conserver, au *carnet du matériel* (modèle p. 199), les unités collectives sous leurs numéros sommaires respectifs.

Mais il arrive fréquemment que ce remplacement immédiat est impossible. En conséquence, les officiers d'administration gestionnaires sont obligés de détailler sur le *carnet du matériel* (modèle p. 199) (1re section) les objets retirés des approvisionnements, ce qui est une source d'erreurs et une cause de complications dans les écritures.

Il est donc préférable de disloquer les unités collectives et d'ouvrir, à la 2e section *carnet du matériel*, un compte spécial à chaque objet isolé. Cette façon de procéder est d'ailleurs conforme à l'article 3 du règlement du 26 décembre 1902 (vol. 27, p. 10) aux termes duquel la comptabilité du matériel de la guerre a pour base l'unité détaillée de la nomenclature.

La dislocation d'une unité collective donne lieu à une sortie de cette unité sous son numéro sommaire, et à une entrée, sous leurs numéros détaillés, des objets entrant dans sa composition.

La sortie est justifiée par un *certificat administratif* (modèle p. 225); l'entrée, par un *certificat administratif* (modèle p. 219).

Ces deux pièces portent la même date.

Pour les médicaments, d'une part, les objets de pansement et les objets de consommation, d'autre part, il est établi des *certificats administratifs d'entrée* spéciaux (modèle p. 219), un pour les médicaments et l'autre pour les objets de pansement et les objets de consommation.

Changements de classement (vol. 27, p. 88).

Les *certificats administratifs* (modèle p. 219 et 225) sont également employés quand, par suite de mise hors de service ou pour toute autre cause, un matériel doit être classé sous un numéro de nomenclature autre que celui sous lequel il figure dans les comptes.

TRAIN SANITAIRE IMPROVISÉ (1) (D. M. n° 738 3/7,
du 11 janvier 1917).

La notice n° 2 (vol. 82 *bis*, p. 26) stipule que les trains sanitaires improvisés fonctionnent comme annexes de l'hôpital d'évacuation.

Les gérants de ces formations sanitaires relèvent donc, en tant que gestion, du gestionnaire de la formation principale (H. O. E.), et leur responsabilité envers lui est la même que celle de ce gestionnaire envers l'Etat.

Si l'officier d'administration gestionnaire de l'hôpital d'évacuation prouve que les pertes ou avaries constatées ne proviennent pas d'un défaut de soins ou de prévoyance de sa part, la responsabilité incombe directement au gérant d'annexe. (Vol 27, p. 20.)

Le matériel de chaque train sanitaire improvisé est compris dans les comptes de l'hôpital d'évacuation.

La comptabilité se résume dans la tenue d'un *livret auxiliaire des mouvements de matériel entre l'hôpital central et les annexes* (modèle p. 235). Un double de ce livret est entre les mains de l'officier d'administration gestionnaire de l'hôpital d'évacuation.

Tous les mouvements de matériel sont inscrits sur les deux livrets; ils sont émargés par les parties intéressées.

Les factures d'entrée du matériel reçu directement par le train sanitaire sont homologuées par l'officier d'administration gestionnaire de l'hôpital d'évacuation.

Cet officier signe les factures de sortie relatives au matériel livré, expédié ou laissé sur place en cours de route par les trains sanitaires.

Les procès-verbaux de perte, destruction, etc. du train sanitaire sont rapportés par le médecin-chef de l'hôpital d'évacuation, sur le vu des déclarations inscrites à la section V du carnet administratif du train sanitaire.

Chaque train sanitaire adresse à l'officier d'administration gestionnaire de l'hôpital d'évacuation :

---

(1) Ces dispositions ne s'appliquent pas aux trains sanitaires permanents qui sont des formations autonomes.

Annuellement : le *livret auxiliaire des mouvements de matériel*, etc., arrêté au 31 décembre ;

Éventuellement : les *factures* du matériel reçu ou expédié.

La récapitulation annuelle des balances de chaque annexe donne l'inventaire du matériel en dépôt dans les trains sanitaires improvisés.

ENTRETIEN, RÉFORME (Instruction ministérielle du 18 mai 1916).

Le matériel et les médicaments existant dans les formations sanitaires doivent être constamment maintenus en bon état de conservation, de manière à pouvoir être mis en service à tout moment.

Dès que des détériorations sont constatées, deux cas sont à envisager :

1° Le matériel est réparable. — Le matériel est remis en état, ou remplacé dans les conditions déterminées par le paragraphe 4 de l'instruction ministérielle du 18 mai 1916 ;

2° Le matériel est irréparable. — Dans ce cas, le matériel usé est réformé sur place. L'opération est constatée par un *procès-verbal de réforme* (modèle p. 231) qui, accompagné d'un *état d'emploi* (modèle p. 239), est soumis à la décision du directeur du service de santé.

Dès que le procès-verbal et l'état d'emploi approuvés ont été retournés à la formation sanitaire :

a) Le matériel à détruire est porté en sortie au moyen d'un *certificat administratif* (modèle p. 223), sous la rubrique suivante : « Pour cause d'enfouissement, conformément aux indications de l'état d'emploi approuvé le... » ;

b) Le matériel restant est également porté en sortie par *certificat administratif* (modèle p. 225), sous la rubrique : « Changement de classification après réforme » ; mais ce matériel est repris en compte, *comme matériel hors de service* (chapitre XVI de la nomenclature générale du matériel du service de santé), au moyen d'un *certificat administratif* (modèle p. 219), et sous la même rubrique que ci-dessus.

Il est ouvert au *carnet du matériel* (modèle p. 199) une rubrique spéciale, à la section II, pour le matériel hors de service.

Le matériel hors de service, qui ne peut être employé par les formations sanitaires, est expédié sur les stations-magasins, les métaux sont versés au service de l'artillerie. Les livraisons et expéditions sont justifiées par des *factures* (modèles p. 215 et 221).

Le matériel hors de service (bois, toile, cuir, etc.) utilisé dans le service par les formations sanitaires est porté en sortie mensuellement à l'aide d'un *certificat administratif* (modèle p. 223).

OBJETS DE PANSEMENT ET OBJETS DE CONSOMMATION.

Les matières, denrées et objets de consommation qui ne sont pas destinés à la formation des approvisionnements ne figurent pas dans la comptabilité du matériel de la guerre. (Vol. 27, p. 10.)

En conséquence, les objets de pansement et les objets de consommation retirés des approvisionnements, pour l'exécution du service, ne doivent pas être portés au carnet du matériel.

Quand, sur des factures d'expédition, se trouvent compris, avec le matériel proprement dit, des objets de pansement ou des objets de consommation, il suffit d'indiquer, dans la colonne d'observations de ces pièces, qu'il s'agit d'objets de pansement ou d'objets de consommation, pour justifier la non-inscription de leur prise en charge au *carnet du matériel* (modèle p. 199).

Les objets de pansement et les objets de consommation sont remis aux différents services (chirurgie, pharmacie, etc.), sur bons extraits du *carnet à souche des bons d'objets de pansement et de consommation* (modèle p. 243).

PANIERS DE PANSEMENT.

Les paniers ci-après ne contiennent que des objets de pansement :

No 3, pansements petits et individuels;
No 4ᴬ , pansements moyens pour ambulance;
No 4ᵀ , pansements moyens pour corps de troupe;
No 5, pansements grands;
No 9, accessoires de pansement.

Lorsque leur contenu est mis en service, la sortie des paniers complets du *carnet du matériel* est justifiée par un *certificat administratif* (modèle p. 223), sous la rubrique suivante : « Remis à la chirurgie ». Mais les paniers vides (matériel) sont repris en compte, au *carnet du matériel* (modèle p. 199), par un *certificat administratif* (modèle p. 217) sous la rubrique : « Provenance de la consommation des pansements ».

MATÉRIEL MIS A LA DISPOSITION DE LA CHIRURGIE ET DE LA PHARMACIE.

Le matériel remis à la chirurgie et à la pharmacie, pour le fonctionnement de ces services, ne doit pas, de même que celui employé dans les différents services de la formation sanitaire (cuisine, divisions de malades, etc.), sortir des comptes de l'officier d'administration gestionnaire. Il est mis, sur *bons*, à la disposition soit du médecin-chef, soit du pharmacien.

MATÉRIEL ROULANT DES FORMATIONS.

Le matériel roulant des formations (voitures, fourgons, etc.) appartenant au service de l'artillerie ne doit pas figurer dans la comptabilité-matières du service de santé. C'est au chef du détachement du train des équipages qu'il appartient de le prendre en compte et de le gérer pour le compte du service de l'artillerie.

MESURES EXCEPTIONNELLES.

Quand, par suite de circonstances, il est nécessaire de recourir à des mesures ou à des dispositions exceptionnelles, pouvant affecter la comptabilité-matières à un titre quelconque, ces mesures doivent faire l'objet *d'ordres écrits* de la part des autorités qui les prescrivent. Exemples : distribution d'effets ou d'objets à des malades ou blessés sortants ou évacués, délivrance de matériel à d'autres formations, constitution spéciale de matériel en vue du ravitaillement des corps ou des formations, modifications dans le groupement ou dans l'organisation de la formation, immobilisation de celle-ci, etc., etc.

Ces ordres sont toujours inscrits à la section IV du carnet administratif (modèle p. 103).

PRÊTS DE MATÉRIEL (vol. 27, p. 16 et 55).

Aucun prêt de matériel ne peut être fait sans une autorisation du Ministre de la guerre.

Ne peut jamais être considérée comme prêt, une remise, même temporaire, de matériel faite à un corps de troupe ou à un établissement où il existe un comptable.

Le *registre du matériel prêté* n'est pas prévu par le volume 82 *ter*. En conséquence, il ne doit pas être tenu par les formations sanitaires des armées.

CHAPITRE V.

Pharmacie (1).

LIVRAISONS A LA PHARMACIE.

Les denrées, boissons et matières nécessaires au service de la pharmacie sont remises, sur *bons*, au pharmacien par l'officier d'administration gestionnaire.

Elles sont inscrites, le jour de la livraison, dans la *colonne 8 du certificat administratif de consommations* (modèle p. 137) et sur le *livret mensuel des médicaments* (modèle p. 249).

LIVRET MENSUEL DES MÉDICAMENTS.

Le *livret mensuel indiquant les entrées et les sorties des médicaments* (modèle p. 249) n'est pas une pièce de comptabilité, c'est un document d'ordre intérieur, dont le but essentiel est de permettre de se rendre compte, à tout instant, des ressources que possède la formation sanitaire.

En fin de mois, le livret mensuel est envoyé au *Bureau de comptabilité du service de santé des armées* avec les demandes et les bons des parties prenantes extérieures.

« Lorsque la formation sanitaire des armées (ambulance, hôpital d'évacuation, centre hospitalier) n'a pas fonctionné pendant

---

(1) D. M. n° 1758, *Contentieux, du 14 janvier* 1918. — Des réponses faites par les officiers d'administration gestionnaires des formations sanitaires des armées, aux observations qui leur sont adressées pour des consommations exagérées de sucre et de café, il ressort que les boissons chaudes distribuées, EN DEHORS DES REPAS, aux malades et blessés en traitement, sont préparées par le gestionnaire au lieu de l'être par le pharmacien.

J'ai l honneur de vous prier de bien vouloir donner des ordres pour l'application des dispositions réglementaires relatives à la préparation des tisanes, qui rentre dans les attributions du pharmacien.

Il conviendra, notamment, de rappeler aux formations sanitaires des armées que :

a) Les denrées et liquides nécessaires au service de la pharmacie sont délivrés par la dépense sur bons du pharmacien ;

b) Cet officier doit mentionner toutes les entrées et les sorties de la pharmacie sur le livret mensuel des médicaments (modèle p. 249).

le mois, le livret n'est pas produit, mais la formation sanitaire adresse au *Bureau de comptabilité du service de santé des armées* un bordereau d'envoi comportant, dans la colonne d'observations, la mention ci-après :

« La formation n'ayant pas fonctionné pendant le mois de....., les existants au 1er (du mois courant) sont identiques à ceux du 1er (du mois précédent). »

(*Modification du 5 février* 1918, B. O., p. 419.)

CHAPITRE VI.

Archives.

(D. M. nᵒˢ 18014 2/7 et 311, des 24 novembre 1916 et 16 mars 1917.)

Dans toute formation sanitaire des armées, les pièces et documents qui constituent les archives sont classés suivant l'ordre établi par le volume 82 *ter*, pages **22** à **30**.

L'officier d'administration gestionnaire est détenteur des archives de la formation. A cet effet, le médecin-chef et le pharmacien lui versent tous les registres et documents. (Vol. 80, p. 165.)

La responsabilité qui incombe aux détenteurs d'archives a été rappelée par la circulaire ministérielle du 18 décembre 1864 (*B. O.*, É. M., vol. 10, p. 11), aux termes de laquelle :

« Le règlement sur la comptabilité-matières a formellement disposé que les détenteurs, à quelque titre que ce soit, de valeurs mobilières appartenant à l'Etat, en sont responsables, et que, parmi ces valeurs de toutes sortes, figurent les archives et bibliothèques.

» Chaque nouveau détenteur, afin de prévenir les effets de cette responsabilité, qui peut se traduire contre lui en dommages matériels, a le droit de demander qu'il soit procédé, contradictoirement et avant toute prise de possession, à un récolement des documents qui lui sont livrés, d'après le plus récent inventaire. Il est fondé, en outre, à mettre son prédécesseur en demeure de remplacer, sauf impossibilité absolue, les objets disparus, et à en référer à l'autorité hiérarchique, en cas d'inexécution.

» Les objets dégradés ou perdus seront alors remplacés au moyen de retenues exercées contre ceux qui auraient refusé de réparer le préjudice ainsi constaté. »

La perte d'archives, par cas de force majeure, fait l'objet, comme pour le matériel, d'une déclaration *à la section V du carnet administratif* (modèle p. 103). Elle est constatée immédiatement par un *procès-verbal de perte spécial* (modèle p. 253) qui est soumis à la décision du directeur du service de santé du corps d'armée, ou du médecin divisionnaire dans une division opérant isolément.

Une copie conforme de ce procès-verbal, complétée par la décision de l'autorité supérieure, est épinglée au carnet administratif concernant le trimestre au cours duquel la perte a eu lieu.

Les archives encombrantes et celles des formations dissoutes doivent être adressées directement au B. C. S. S. A., qui est spécialement chargé de classer et de conserver les archives de toutes les formations sanitaires des armées (vol. 82 *ter*, p. 15).

Chaque envoi est fait *par pli recommandé*; les pièces et dossiers d'archives compris dans le pli recommandé sont détaillés dans un *bordereau* qui est joint à l'envoi (1).

Lorsque l'importance de l'expédition réclame l'emploi du chemin de fer, les colis contenant les archives sont dirigés sur la gare Paris-Montparnasse, *à l'adresse ci-après :* « Bureau de comptabilité du service de santé des armées, 1, rue Lacretelle, Paris (15e arrondissement) ».

EXCEPTIONS.

Journal des marches et opérations.

Contrairement aux dispositions ci-dessus, *le journal des marches et opérations* est adressé directement, *par pli recommandé*, au « Ministère de la guerre (Etat-major de l'armée, Archives historiques) Paris (7e) ». (Note du G. Q. G., no 5145, du 7 novembre 1916.)

Registres d'actes de l'état civil, de procès-verbaux de déclaration de décès, de procès-verbaux de constatation de décès.

Les registres d'actes de l'état civil, de procès-verbaux de déclaration de décès, de procès-verbaux de constatation de décès, terminés, sont envoyés au « Service général des pensions (*Bureau des Archives, ministère de la guerre*) ». (Instruction pratique du 2 juin 1916 sur les évacuations, disparitions, décès et inhumations, chap. II, paragr. 3, p. 17.)

---

(1) Les paquets de service ne doivent pas dépasser, chacun, le poids maximum de 5 kilogrammes, et leur dimension, en hauteur, longueur ou largeur 0m45.

CHAPITRE VII.

Envoi des documents de comptabilité au B. C. S. S. A.

(vol. 82 *ter*, p. 15).

Après les avoir arrêtés, certifiés et fait viser par le médecin-chef, l'officier d'administration gestionnaire adresse au B. C. S. S. A., et aux dates indiquées ci-après p. 259, tous les registres, pièces et documents de comptabilité.

Ils sont envoyés, *par paquets recommandés*, séparément et à des jours différents, d'une part pour les registres, d'autre part pour les pièces justificatives.

Avant de se dessaisir des registres, l'officier d'administration gestionnaire reporte, quand il y a lieu, sur ceux du trimestre courant, les restants qui peuvent exister au dernier jour du trimestre précédent. Il fait également arrêter et vérifier par le médecin-chef le *journal de caisse* (modèle p. 185), le jour même où il met les pièces justificatives à la poste.

VÉRIFICATION DES COMPTES (vol. 82 *ter*, p. 15).

Les observations et redressements dont les comptabilités peuvent être susceptibles font l'objet de feuilles de vérification établies par le Chef du Bureau de comptabilité du service de santé des armées, et adressées par ses soins, aux officiers d'administration gestionnaires, par l'intermédiaire des directeurs et des médecins-chefs.

Après avoir reçu des intéressés les éclaircissements demandés, accompagnés des avis des médecins-chefs et des directeurs, le Chef du B. C. S. S. A. arrête les comptes et les transmet au Ministre avec les feuilles de vérification.

ACCEPTATION DES COMPTES ÉTABLIS D'OFFICE
(vol. 82 *ter*, p. 16).

Lorsque les résultats d'un compte établi d'office au B. C. S. S. A. sont de nature à engager la responsabilité de l'officier d'administration gestionnaire, ce dernier est mis en demeure d'accepter le compte. Si cette acceptation n'est pas donnée, l'officier d'administration gestionnaire en fait connaître les motifs dans un rapport revêtu de l'avis du médecin-chef et du directeur du service de santé ; ce rapport est annexé au compte, le Ministre statue.

ÉTABLISSEMENT DES COMPTES DE GESTION (vol. 82 *ter*, p. 14) (1).

Le Bureau de comptabilité du service de santé n'établit de comptes de gestion que pour les *Stations-magasins* et les *Réserves de matériel* qui établissent les pièces justificatives de la comptabilité-matières, conformément aux prescriptions du règlement sur la comptabilité des matières appartenant au Département de la guerre (vol. 27). Ces pièces appuient le *carnet du matériel* (modèle p. 199) qui est produit au B. C. S. S. A.

---

(1) Les *Réserves avancées de matériel* et les *Réserves avancées de médicaments* créées aux armées, doivent être considérées comme de véritables magasins d'approvisionnement pour lesquels le Bureau de comptabilité du service de santé des armées établit le compte de gestion prescrit par l'instruction ministériellé du 12 janvier 1912 (vol. 82 *ter*, p. 14).

En conséquence, ces Réserves se conforment, suivant les indications ci-après, aux dispositions de l'instruction précitée :

a) les *Réserves avancées de matériel* tiennent le *carnet du matériel* (modèle p.   ), qui est produit au Bureau de comptabilité du service de santé des armées dans les conditions réglementaires ;

b) aux lieu et place du *carnet du matériel*, les *Réserves avancées de médicaments* tiennent le *livret mensuel des médicaments* (modèle p. 249).

Chaque *réserve de médicaments* ouvre, par année, un *carnet auxiliaire* pour l'enregistrement sommaire des pièces justificatives d'entrée et des pièces justificatives de sortie, du modèle donné par les pages 200 et 201. Ce carnet est joint aux *livrets mensuels des médicaments* de l'année qu'il concerne.

Les dispositions des trois derniers alinéas de l'instruction pour la tenue du *carnet du matériel* (modèle p. 199) sont applicables à la tenue du *livret mensuel des médicaments*. (D. M. n° 1818, Contentieux, du 7 février 1918.)

CHAPITRE VIII.

Billet d'hôpital des militaires décédés
dans les formations sanitaires de la zone des armées.

[Instruction ministérielle n° 811, Contentieux, du 11 janvier 1917.]

Après chaque décès, le billet d'hôpital qui doit porter, d'une manière apparente, *le titre officiel de la formation sanitaire*, est adressé, en *original*, directement et d'urgence, par le médecin-chef, au Bureau de comptabilité du service de santé des armées, 1, rue Lacretelle, à Paris (15ᵉ) (B. C. S. S. A.).

Cet envoi est fait *sous pli recommandé*.

Le billet d'hôpital est une pièce très importante qui doit être établie avec le plus grand soin et la plus grande précision, car les renseignements qui y sont portés intéressent à la fois le statut des personnes et le statut de la famille.

Les négligences et les irrégularités peuvent engager la responsabilité de ceux qui les commettent.

Avant son envoi au B. C. S. S. A., chaque billet d'hôpital doit être collationné avec soin; tous les renseignements qu'il comporte doivent exister sur les registres et carnets réglementaires de la formation (carnets à souche des bulletins 46 C, carnets de passage, carnets médicaux et registres des entrées pour les formations sanitaires non énumérées dans l'instruction du G. Q. G., n° 7023 D/A, du 31 août 1916), de manière à pouvoir reconstituer en entier, le cas échéant, le billet d'hôpital par la réunion des renseignements portés sur les registres et carnets précités.

En cas de perte d'un billet d'hôpital ou de fausse direction donnée à ce document, un duplicatum en est établi, de manière que tous les billets d'hôpital des militaires décédés dans les formations sanitaires de la zone des armées soient centralisés au B. C. S. S. A.

Le billet d'hôpital peut, dans les circonstances actuelles, tenir lieu de certificat d'origine de blessure ou de maladie pour les militaires en campagne, à condition qu'il mentionne toujours très expressément que la blessure ou la maladie indiquée provient :

a) Soit d'un fait ou de circonstances de guerre (en indiquant la relation de cause à effet entre la mort et la blessure);

b) Soit d'un accident de service ou d'un événement de guerre ;

c) Soit d'une maladie contagieuse ou endémique contractée au service.

Il est très important que la partie médicale du billet d'hôpital mentionne avec précision :

A) *Lorsqu'il s'agit de décédés à la suite de blessure* :

1º Le lieu et la date de la blessure ;

2º La nature de l'agent vulnérant ;

3º Le siège de la blessure initiale ;

4º La désignation des tissus lésés (parties molles, os, vaisseaux, nerfs, etc.) ;

5º La nature des complications ultérieures ;

6º La nature des opérations pratiquées (amputation, résection, désarticulation) ;

7º La cause immédiate de la mort.

En ce qui concerne les circonstances du décès, les formules préférables sont les suivantes (C. M. du 11 octobre 1915 ; *B. O.*, P. S.-P., p. 487) :

« Tué à l'ennemi » ; *ou* « Décédé des suites de blessures de guerre » ; *ou* « Décédé des suites de blessures reçues à l'ennemi » ; *ou* « Tombé au champ d'honneur » ; *ou* « Décédé des suites d'un éclat d'obus », pour les blessures de guerre ;

Ou « Décédé des suites d'un accident de service », avec indication succincte de l'accident, lorsqu'il s'agit d'une blessure reçue en service commandé.

Les formules : « Décédé des suites de blessures » *ou* « par suite de coup de feu » ; *ou* « par balle de fusil » ; *ou* « sur le champ de bataille » ; « *ou* par suite de blessures reçues en service commandé » sont ambiguës.

B) *Lorsqu'il s'agit de décédés à la suite de maladie* :

Que la cause directe du décès provient :

1º Soit d'une maladie contagieuse ou endémique contractée au service (maladies aux influences desquelles le militaire a pu être soumis par les obligations du service ; art. 75 à 79 de l'instruction ministérielle du 23 mars 1897 ; *B. O.*, É. M., vol. 66¹, p. 266 à 268) ; si le billet d'hôpital porte la mention : « maladie contractée au service » ou « sur le front des armées », ou s'il indique formellement que le militaire a été évacué du front des armées, il ne donne lieu à aucune observation (C. M. du 11 octobre 1915, *B. O.*, P.-S. P., p. 487) ;

2° Soit d'une blessure ou d'une maladie contractée avant la dernière incorporation et aggravée par les fatigues de la vie militaire.

MENTION « BLESSURE OU MALADIE CONTRACTÉE AUX ARMÉES » APPOSÉE SUR LE BILLET D'HÔPITAL. (D. M. n° 463 Ci/7, du 20 mars 1917.)

Un certain nombre de billets d'hôpital portent, apposée à l'aide d'un cachet, la mention : « Blessure ou maladie contractée aux armées. »

Cette pratique peut donner lieu à des erreurs d'autant plus sérieuses que le billet d'hôpital constitue une pièce importante tenant lieu de certificat d'origine.

En conséquence, toutes les fois que la mention susvisée est inscrite sur un billet d'hôpital, elle doit être spécialement contre-signée par le médecin signataire du billet d'hôpital.

Cette signature elle-même est précédée du grade et du nom très lisible de cet officier.

CHAPITRE IX.

Passage d'une formation sanitaire des armées dans la zone de l'arrière ou dans la zone de l'intérieur.

[Instruction ministérielle n° 883, Contentieux, du 7 juillet 1917.]

Toute formation sanitaire établissant les bulletins modèle 46 C, qui passe sous l'autorité administrative d'un directeur régional du service de santé ou qui passe dans la zone de l'intérieur, est une formation au fonctionnement de laquelle les dispositions de l'instruction sur la comptabilité du service de santé en campagne (vol. 82 *ter*) ne sont plus applicables. Elle fait place à une nouvelle formation où le service est assuré dans les conditions fixées par le règlement sur le service de santé à l'intérieur. (Vol. 80.)

Le jour de passage appartient à la nouvelle formation. C'est à cette date que sont arrêtées les comptabilités de l'ancienne formation :

a) Les malades en traitement sont portés sortants en écritures aux carnets à souche des bulletins 46 C, qui ne peuvent plus être utilisés.

b) Les denrées alimentaires, les boissons et les objets de consommation existant sont livrés à la nouvelle formation par l'ancienne. L'opération donne lieu à l'établissement de deux factures qui sont signées par l'officier d'administration gestionnaire (livrancier d'une part et réceptionnaire d'autre part).

La *facture d'entrée* (modèle p. 215) appuie l'entrée dans la comptabilité de la nouvelle formation.

La *facture de sortie*, (modèle p. 221) justifie la sortie dans la comptabilité de l'ancienne formation.

c) Les pièces de dépenses, le journal de caisse et le compte des avances de fonds sont arrêtés. S'il y a un excédent d'avances, il est reversé au Trésor.

d) Le carnet du matériel est arrêté. Le matériel qui ressort de la balance des entrées et des sorties est livré à la nouvelle formation par l'ancienne comme il est indiqué ci-dessus, paragraphe *b*).

e) A l'exception :

Du journal des marches et opérations, qui est adressé directement, par pli recommandé, au ministère de la guerre (Etat-major de l'armée, archives historiques) (Note du G. Q. G. n° 5145, du 7 novembre 1916);

Des registres de l'état civil, de procès-verbaux de déclaration de décès, de procès-verbaux de constatation de décès, qui sont envoyés, par pli recommandé, au ministère de la guerre (Bureau des Archives) (Instruction pratique du 2 juin 1916, sur les évacuations, disparitions, décès et inhumations); toutes les archives sont expédiées au Bureau de comptabilité du service de santé des armées, 1, rue Lacretelle, Paris (15e), conformément aux dispositions réglementaires rappelées par la D. M. n° 18014 2/7, du 24 novembre 1916 (1).

Les archives de la nouvelle formation seront versées ultérieurement à la direction régionale du service de santé, en exécution de la circulaire ministérielle n° 454 Ci/7, du 15 mars 1917.

Lorsqu'une formation sanitaire de la zone de l'intérieur ou de la zone de l'arrière passe sous la dépendance directe des armées, c'est-à-dire établit régulièrement les bulletins 46 C, elle exécute le service conformément aux dispositions de l'instruction du 12 janvier 1912, sur la comptabilité du service de santé en campagne. (Vol. 82 *ter*.)

Comme conséquence de ce passage, elle procède à des opérations analogues à celles indiquées ci-dessus, mais, bien entendu, en sens inverse.

---

(1) Voir page 74.

CHAPITRE X.

Divers.

CORRESPONDANCE MILITAIRE.

La correspondance militaire doit être brève, claire et précise; les lettres sont rédigées sous une forme déférente de la part du subordonné, correcte de la part du chef; elles ne comportent aucune formule finale de politesse. (Vol. 78[1], p. 144.)

SUPPRESSION DES FORMULES DE POLITESSE
(Instruction ministérielle du 18 janvier 1916, *B. O.*, P. P. p. 135).

Dans toute la correspondance officielle, administrative ou de service, et dans cette seule correspondance, la phraséologie traditionnelle des formules de politesse est supprimée. (Par exemple : «J'ai l'honneur de vous rendre compte...», «*J'ai l'honneur d'appeler votre haute attention...* ».)

Sous réserve de la déférence de style indispensable, toute demande, tout rapport, lettre ou compte rendu, doit présenter *de plano* l'exposé des faits. Cette manière de procéder est également obligatoire pour adresser officiellement une demande d'ordre personnel au Ministre.

Il est recommandé d'employer, toutes les fois qu'il n'y aura pas de raison de procéder autrement, non seulement de supérieur à inférieur, mais d'inférieur à supérieur, le cadre actuel de la demande de renseignements, la moitié gauche de la feuille étant utilisée pour la demande, la moitié droite étant réservée à la réponse.

Il est également admis, en cas de réponse à une demande qui ne serait pas présentée sous cette forme, de débuter purement et simplement par les mots : « Réponse à... ».

DÉSIGNATION DES SOUS-OFFICIERS, CAPORAUX OU BRIGADIERS ET SOLDATS DANS LA CORRESPONDANCE ET LES PIÈCES OFFICIELLES
(C. M. du 21 mars 1901, vol. 38, p. 271).

Il y a lieu, en ce qui concerne la manière de désigner, dans la correspondance et les pièces officielles, les sous-officiers, caporaux ou brigadiers et soldats, de se conformer aux dispositions suivantes :

Les expressions : « Le sieur, le nommé » ne doivent pas être employées.

On doit dire : « L'adjudant X. ., le sergent X..., le caporal X..., le brigadier X..., le cavalier X.. , le dragon X... », etc.

En parlant des personnes étrangères à l'armée, ne pouvant pas être désignées par leur ancien grade ou leur ancienne fonction, on dit « Monsieur ».

TRANSMISSION PAR UN BORDEREAU D'ENVOI DISTINCT DE CHAQUE AFFAIRE DE CORRESPONDANCE.

Chaque affaire doit être traitée dans une lettre ou un rapport spécial. (C. M. du 23 septembre 1898, vol. 38, p. 270.)

TRANSMISSION DES RAPPORTS (Notification du 25 mai 1907, vol. 38, p. 280).

« D'après les errements actuels en usage, les rapports ainsi que les avis hiérarchiques exprimés à leur suite, ne mentionnent, le plus souvent, que le grade et l'emploi de l'autorité signataire et sont paraphés d'une signature généralement illisible.

» A l'avenir, il y aura lieu, par analogie avec ce qui existe pour les en-têtes de lettres, de toujours faire suivre l'énoncé du grade, du nom de la personne qui adresse un rapport ou émet un avis.

» Les autorités militaires, à tous les échelons de la hiérarchie, sont invitées à se conformer à cette prescription. »

FONDÉ DE POUVOIRS (vol. 27, p. 25).

En cas de décès, de disparition, de suspension ou d'empêchement d'un comptable et en l'absence d'un fondé de pouvoirs désigné par lui et agréé par l'autorité chargée de la surveillance du service, cette autorité désigne d'office un gérant intérimaire.

La procuration donnée à un fondé de pouvoirs est établie sur papier libre ; elle peut être rédigée comme il suit :

Service de santé en campagne.

Indication
de la
formation sanitaire.

PROCURATION.

Conformément aux dispositions de l'article 44 du décret du 26 décembre 1902, sur la comptabilité des matières appartenant au Département de la guerre,

M..., officier d'administration de ...ᵉ classe, gestionnaire de (la formation sanitaire), désigne

M.:., officier d'administration de ...ᵉ classe, qui accepte, comme son fondé de pouvoirs.

Aux armées, le... 191 .

L'Officier d'administration de ...ᵉ classe, Gestionnaire,

Accepté :

L'Officier d'administration de ...ᵉ classe,

Agréé :

Le Médecin-chef,

Une copie de la procuration, certifiée conforme par le médecin-chef, doit être jointe :

a) A la comptabilité en deniers ;

b) A la comptabilité en consommations ;

c) A la comptabilité-matières ;

d) Aux pièces (bulletins 46 C, par exemple) signées par procuration.

SIGNATURES.

Ordre du Ministre du 27 décembre 1841, prescrivant aux officiers, fonctionnaires et agents du Département de la guerre de « signer d'une manière lisible » les pièces et actes sur lesquels ils sont appelés à apposer leur nom. (Vol. 10, p. 171) (1).

« Le Président du Conseil, Ministre Secrétaire d'Etat de la guerre, considérant les inconvénients graves et nombreux qui peuvent résulter du défaut de soins que certains fonctionnaires apportent dans la confection de leur signature, invite expressément tous les officiers, fonctionnaires et agents de son Département, à signer lisiblement, soit lorsqu'ils correspondent avec l'Administration centrale, soit lorsqu'ils apposent leur nom sur des actes quelconques qui obligent le Trésor ou intéressent les familles.

» Il les invite aussi à n'adresser que des lettres, rapports ou autres documents dont l'écriture permette toujours de les lire avec facilité et par conséquent sans perdre de temps.

. . . .

» Le Ministre recommande de la manière la plus formelle la stricte exécution du présent ordre dans le double intérêt du service et des administrés. »

CACHET.

Le médecin-chef doit appliquer à côté de sa signature l'empreinte du cachet de la formation sanitaire. (Vol. 10, p. 175.)

Il applique également cette empreinte sur les feuillets (en haut et à droite) des registres qu'il doit coter et parapher.

---

(1) C. M. n° 9451 4/9, *du 2 octobre 1917, relative à la signature des pièces de comptabilité.* (*B. O.*, P. P., p. 2915.)

« Il a été constaté qu'un grand nombre de pièces comptables portent des signatures illisibles, contrairement aux prescriptions en vigueur.

» Cet état de choses présente de graves inconvénients, qui ont récemment retenu l'attention des commissions parlementaires.

» Il est, en conséquence, rappelé aux officiers et fonctionnaires du Département de la guerre, qu'aux termes de l'ordre ministériel du 27 décembre 1841, ils doivent signer lisiblement lorsqu'ils apposent leur nom sur des actes quelconques qui obligent le Trésor et appliquer avec soin, à côté de leur signature, l'empreinte de leur cachet.

» Au cas où ils ne possèdent pas de cachet, ils doivent faire précéder ou suivre leur signature de l'indication précise de leurs nom, grade et fonction. »

GRIFFES.

Note ministérielle du 8 juillet 1866 relative à l'usage des griffes pour remplacer les signatures. (Vol. 10, p. 171.)

« Certains chefs de corps ou de service faisant usage de griffes pour remplacer leur signature autographe sur des pièces officielles, le Ministre rappelle qu'aux termes de l'article 1er de l'arrêté des Consuls du 17 ventôse an X, qui n'a pas cessé d'être en vigueur, l'usage de la signature griffée est interdit pour l'administration de la guerre.

» D'où il résulte naturellement qu'aucun militaire ou fonctionnaire militaire ne saurait en faire usage officiellement sur quelque pièce que ce soit, sans commettre une grave irrégularité. »

CHEVAUX.

Les chevaux entrant dans la composition d'une formation sanitaire de campagne (exemple : les 14 chevaux affectés aux six voitures et fourgons de l'ambulance d'infanterie) (vol. 82 *bis*, p. 7) appartiennent à l'escadron du train des équipages militaires dont relève le détachement de cavaliers du train de la formation.

La nourriture, l'entretien et le ferrage de ces chevaux incombent au commandant du détachement du train; *aucune dépense de ce chef ne doit être imputée au service de santé.*

En aucun cas, le service de santé *ne doit effectuer une dépense pour la nourriture, l'entretien et le ferrage des chevaux détenus par les officiers.*

FOURNITURES EN NATURE FAITES AUX OFFICIERS.

Au point de vue des fournitures en nature (vivres, chauffage, fourrages), les officiers d'une formation sanitaire constituent un groupe au titre duquel ont lieu les perceptions en nature sur la production de *bons collectifs*, extraits du *carnet à souche* (modèle p. 255) et signés par le médecin-chef de la formation. (Art. 28 à 30 de l'instruction du 22 août 1899, sur le service des subsistances militaires en campagne; vol. 94. p. 19.)

MODÈLES.

<table>
<tr><td>

N° DU CARNET :

—

* Armée (1).

—

* Corps d'armée (1).

—

* Division (1).

</td><td>

SERVICE DE SANTÉ.

</td><td>

Art. 206 et 266
du Règlement
du 25 novembre 1889
et Instruction
du 31 août 1916.

</td></tr>
</table>

Carnet à souche des BULLETINS 46 C

(Individuels pour l'Entrée et la Sortie des malades et blessés.)

Indication
de la
Formation sanitaire :

PRESCRIPTIONS.

Ce carnet à feuillets numérotés sert exclusivement à l'établissement des bulletins modèle 46 C, prévus par les articles 206 et 266 du Règlement sur le service de santé à l'intérieur et par l'Instruction du 31 août 1916.

Un bulletin 46 C doit être établi en trois exemplaires pour chaque malade ou blessé et les exemplaires doivent être adressés à qui de droit dans les trois jours qui suivent toute entrée, sortie, décès, évasion, évacuation, changement d'affectation, pourvu que l'intéressé soit hospitalisé, c'est-à-dire **séjourne plus de 24 heures dans la formation.** En cas de décès, le bulletin est toujours établi. Il n'est pas établi de bulletin 46 C pour ceux qui ne font que passer par la formation.

Ces trois exemplaires sont établis en une seule fois à l'aide de deux feuilles de « papier carbone » interposées entre les feuillets destinés à fournir les deuxième et troisième exemplaires. On se servira donc pour les inscriptions de crayons durs bien taillés (de préférence de crayons encre à l'aniline) ou de plumes en verre. Une plaque de zinc ou de carton rigide devra être placée sous le dernier feuillet à impressionner, de façon que tous les exemplaires soient nets et lisibles.

Le premier exemplaire est destiné au commandant du corps en campagne (Secteur postal n°   ). Le bulletin ne sera jamais confié à l'intéressé, mais adressé par la poste à l'autorité destinataire.

Le deuxième exemplaire, destiné à l'Administration centrale, doit être adressé au Ministre de la guerre, Bureau de comptabilité du service de santé des Armées, 1, rue Lacretelle, Paris (XV°).

Le troisième exemplaire reste à la souche et **sert de registre des entrées.** Les souches seront conservées aux archives de la formation jusqu'en fin de campagne. Néanmoins, toute formation qui serait encombrée de ses archives pourra toujours les adresser au Bureau de comptabilité du service de santé des Armées.

Les carnets seront numérotés par la formation sanitaire d'après leur rang d'utilisation. Le premier carnet prend le n° 1, le deuxième carnet prend le n° 2 et ainsi de suite. Pour éviter que les entrants n'attendent et faciliter les inscriptions, en cas de grande affluence, deux ou même plusieurs carnets pourront être simultanément mis en service, mais on veillera à ce que les carnets portant les numéros les moins élevés soient toujours achevés les premiers.

Dans chaque carnet les feuillets sont numérotés de 3 en 3, de 1 à 100 ; par conséquent, aucun bulletin ne doit avoir un numéro dépassant 100 : les 3 premiers bulletins d'entrée portent le n° 1, les 3 premiers bulletins de sortie portent le n° 1 *bis*, les 3 suivants les numéros 2 et 2 *bis*, et ainsi de suite, de telle sorte que le même numéro correspondra toujours au même malade ou blessé, à cette différence près que le numéro de sortie sera un numéro *bis*. Pour l'établissement du billet de sortie, on aura toujours sous les yeux, à la souche, tous les renseignements portés sur le billet d'entrée ; certains même (nom, corps, prénoms, etc.) pourront être inscrits sur les deux bulletins dès l'entrée de l'intéressé.

---

(1) Voir le renvoi (1) au verso.

BULLETIN D'ENTRÉE.

En haut et à gauche, indiquer le numéro du carnet et le numéro du feuillet. Celui-ci se répète semblable pour les trois exemplaires successifs intéressant le même malade ou blessé.

Porter les indications concernant l'Armée, le Corps d'armée, la Division (1).

Indiquer très exactement l'Établissement hospitalier qui établit le bulletin, en complétant ce renseignement par le numéro de la formation. Exemple : Ambulance 12/15, Hôpital d'Evacuation H. O. É. 4.

En haut et à droite, préciser la date d'entrée.

Dans les lignes suivantes, inscrire avec grand soin le nom de l'intéressé, en veillant à l'exactitude de l'orthographe. Énumérer les prénoms dans leur ordre normal.

Indiquer le corps (ou formation de campagne) auquel compte l'intéressé, préciser le secteur postal.

1re colonne : Mentionner la Compagnie (Batterie ou Escadron) à laquelle appartient l'hospitalisé, le numéro matricule sous lequel il est inscrit au corps, le grade, enfin la position militaire du blessé ou malade. (On entend, par position militaire, un des renseignements suivants :

appartient............... { au *service armé* { dans l'armée active.
                           {   ou   { dans la réserve.
                           { *service auxiliaire* { dans l'armée territoriale.

est appelé, ou engagé volontaire, ou engagé spécial, ou enfin est étranger à l'armée; dans ce cas, mentionner à quel titre l'intéressé est hospitalisé.

2e colonne : Indiquer le Bureau de recrutement dont dépend l'intéressé, le numéro sous lequel il est inscrit au registre matricule du recrutement, la classe de recrutement, la date et le lieu de naissance (tous ces renseignements sont utiles pour l'identification des hospitalisés).

3e colonne : Les indications réservées à cette colonne seront purement médicales: le diagnostic doit être bref. (Exemple : fracture compliquée cuisse droite, plaie pénétrante au thorax, fièvre typhoïde, pneumonie, etc.)

Les renseignements concernant l'origine sont très importants; il faut indiquer si la maladie ou la blessure a été contractée en service commandé, ou résulte ou a été aggravée du fait des opérations de guerre, ou si, au contraire, elle est étrangère au service (biffer les deux mentions devenues inutiles pour ne conserver que celles précisant l'origine). Ce renseignement doit être l'objet d'une attention spéciale, car il déterminera ultérieurement les droits que pourra (ou non) avoir l'intéressé, non seulement à des allocations spéciales, mais encore à une gratification ou même à une retraite, selon le cas. A la suite de ces indications, on précisera la cause. (Exemple : balle, éclat d'obus, chute, gelure, contagion, refroidissement, fatigues, ou obligations de la vie militaire, ou excès, surmenage, intempérance, hérédité, etc.).

Mentionner, en outre, la date et le lieu de l'événement invoqué.

Ces renseignements résulteront soit des inscriptions déjà portées sur les fiche ou billet d'hôpital accompagnant le blessé ou malade, soit des déclarations de l'intéressé; le Chef de corps en certifiera ultérieurement l'exactitude ou indiquera les erreurs.

Inscrire l'adresse de la famille.

Enfin, le mode d'entrée sera précisé comme suit, selon le cas : Entrée par billet, entrée par évacuation (préciser si l'intéressé vient du front). Mentionner s'il s'agit d'une première hospitalisation ou si l'intéressé a déjà été hospitalisé (indiquer dans ce cas de quelle formation il vient).

---

(1) Une seule de ces indications doit être mentionnée. { Armée, pour les formations sanitaires d'armée; { Corps d'armée, pour les formations sanitaires de corps d'armée; { Division, pour les ambulances de division isolée.

Tout renseignement dont l'authenticité ne serait pas absolument certaine serait suivi par un point d'interrogation, ou au besoin même, en l'absence de toutes données, remplacé, mais exceptionnellement, par un point d'interrogation.

BULLETIN DE SORTIE.

En haut et à gauche, indiquer le numéro du carnet et le numéro du feuillet. Le numéro du bulletin de sortie correspond au numéro du bulletin d'entrée, mais porte un numéro *bis* pour le même malade ou blessé.

Porter les indications concernant l'Armée, le Corps d'armée, la Division (1).

Indiquer très exactement l'Etablissement hospitalier qui établit le bulletin, en complétant ce renseignement par le numéro de la formation. Exemple : Ambulance 12/15, Hôpital d'Evacuation H. O. E. 4.

En haut et à droite, préciser la date d'entrée et la date de sortie (sortie, décès, évacuation, évasion, mutation pour ordre, etc.).

Inscrire avec grand soin le nom de l'intéressé en veillant à l'exactitude de l'orthographe. Enumérer les prénoms dans leur ordre normal.

Indiquer le corps (ou formation de campagne) auquel compte l'intéressé, préciser le secteur postal, la compagnie, le n° matricule.

Les renseignements à porter dans ce tableau sont purement médicaux et seront la reproduction des mentions portées sur la fiche médicale établie par le médecin traitant et comportent : 1° des indications concernant l'origine (voir note ci-contre, 3° colonne) qui seront inscrites à la suite de : circonstance. Exemple : au cours d'un combat (blessure de guerre); au cours d'un exercice de voltige (en service commandé); au cours d'une permission (étrangère au service); 2° des indications concernant les lésions anatomiques, les complications ultérieures, les opérations pratiquées, etc. Il devra être répondu soigneusement à ces questions, l'écriture devra toujours être très lisible. Le diagnostic de sortie devra toujours être bref. Exemple : fracture de cuisse gauche consolidée (ou non) et raccourcissement de trois centimètres.... Ankylose du coude à 90°.... Pseudarthrose de l'humérus.... Résection de l'épaule.... Fièvre typhoïde (guérie) et anémie.... Bronchite en évolution et amaigrissement.... Tuberculose pulmonaire..., etc.

Dans la colonne Observations, mentionner les traitements suivis et les remarques que le médecin traitant aurait faites.

Les modes de sorties seront précisés comme suit : on indiquera si la sortie résulte d'une guérison, d'une évacuation sur une autre formation de la zone des Armées ou de l'intérieur, d'une évasion, d'un décès, d'une mutation pour ordre (ou changement d'affectation), de la décision d'une commission de réforme ou de convalescence. On indiquera toujours la destination de l'intéressé.

> Exemple : sortie par évacuation sur l'intérieur sur une autre formation (préciser quelle formation.)
> sortie par convalescence de 2 mois à passer à...
> sortie par guérison (rejoint son corps après permission de ... jours ou sans permission.)
> sortie par décès, etc.

En cas de décès, mentionner expressément la cause de la mort, précisant si elle est due soit à une blessure ou à un événement de guerre ou de service, soit à une maladie contagieuse ou endémique contractée en service et aux influences de laquelle le militaire a pu être soumis par les obligations du service, soit à une maladie contractée avant la dernière incorporation et aggravée par les fatigues ou dangers de la vie militaire, soit enfin à une cause étrangère au service.

Sous la rubrique « Propositions à la sortie », indiquer si l'intéressé est proposé pour une permission (nombre de jours), pour une convalescence (durée), pour un traitement spécial (physiothérapie, eaux minérales, bains de mer ou autre), pour un changement d'arme ou de service, pour une réforme temporaire ou une réforme n° 1 ou n° 2 avec ou sans gratification, pour une retraite, etc.

---

(1) Une seule de ces indications doit être mentionnée.
    Armée, pour les formations sanitaires d'armée;
    Corps d'armée, pour les formations sanitaires de corps d'armée;
    Division, pour les ambulances de division isolée.

N° du Carnet
N° du Feuillet *bis.*

SERVICE DE SANTÉ.

Bulletin modèle
46 C
pour Sortie ou Décès.

Armée.
Corps d'armée.
Division.

Indication
de la
Formation
sanitaire.

DATES :
1° de l'entrée :

2° de la sortie
ou du décès :

Nom :
Prénoms :
Grade :
Corps :
Compagnie. N° matricule :

Secteur postal
n°

RENSEIGNEMENTS CONCERNANT LA BLESSURE OU LA MALADIE.

Circonstance de l'accident
Date et lieu
Nature de l'agent vulnérant
Siège de la blessure
ou de la maladie initiale.
Désignation
des
organes lésés.
Nature des
complications.
Nature
des opérations
pratiquées.
Amputation
Désarticulation
Résection
etc.
Résultat

DIAGNOSTIC DE SORTIE.

OBSERVATIONS.

Mode de sortie :

Propositions à la sortie :

Secteur postal n°   , le   191

Le *Médecin-Chef*,   L'*Officier d'administration gestionnaire.*

NOTA. — Écrire très lisiblement tous les renseignements fournis.

À coller.

N° du Carnet
N° du Feuillet

SERVICE DE SANTÉ.

Bulletin modèle
46 C
pour Entrée.

Armée.
Corps d'armée.
Division.

Indication
de la
Formation
sanitaire.

Date de l'Entrée :

Nom :
Prénoms :
Corps :

Secteur postal
n°

RENSEIGNEMENTS CONCERNANT

L'UNITÉ ADMINISTRATIVE.	LE RECRUTEMENT.	LA BLESSURE OU LA MALADIE.
Compagnie, Escadron ou Batterie.	Bureau de recrutement de :	Diagnostic d'entrée :
N° matricule au corps.	N° au registre matricule du recrutement.	Origine : La blessure ou la maladie a-t-elle été contractée ou aggravée :
Grade :	Classe de recrutement	en service commandé ? · ou du fait des opérations de guerre ? · ou est-elle étrangère au service ?
Position militaire :	Date et lieu de naissance :	Cause :
		Date et lieu :

Adresse de la famille :

Mode d'entrée :

Secteur postal n°   , le   191

Le *Médecin-Chef*,   L'*Officier d'administration gestionnaire.*

NOTA. — Écrire très lisiblement tous les renseignements.

À coller.

SERVICE MILITAIRE.　F. M.

Monsieur le Commandant

du

Cachet de la
Formation sanitaire.

Secteur postal n°

— A plier suivant ce trait. —

Le Chef de corps
certifie que les causes de la blessure (ou de la maladie)
spécifiées ci-contre... sont (ou ne sont pas) exactes et
que (1)

L'intéressé désigné ci-contre
a, ou n'a pas droit à la solde de présence.
N'a rien touché. (A rappeler.)

Secteur postal n°

　　le　　　191

Le Chef de corps,

(1) Mentionner ici toutes les indications qui seront jugées utiles pour préciser l'origine. Ce renseignement mis sous
enveloppe sera adressé au Bureau de
Comptabilité du Service de Santé.
4, Rue Lacretelle, à PARIS (XV°)

— A plier suivant ce trait. —
Pour ouvrir découper en suivant la ligne ci-dessus.

SERVICE MILITAIRE.　F. M.

Monsieur le Commandant

du

Cachet de la
Formation sanitaire.

Secteur postal n°

— A plier suivant ce trait. —

— A plier suivant ce trait. —
Pour ouvrir découper en suivant la ligne ci-dessus.

Guide Serv. de Santé.

N° du Carnet N° du Feuillet *bis.* Armée. Corps d'armée. Division. Nom : Prénoms : Grade : Corps : • Compagnie. N° matricule :	**SERVICE DE SANTÉ.** Indication de la Formation sanitaire. **Bulletin modèle** 46 C pour Sortie ou Décès. DATES : 1° de l'entrée : 2° de la sortie ou du décès : Secteur postal n°

RENSEIGNEMENTS CONCERNANT LA BLESSURE OU LA MALADIE.

Circonstance de l'accident Date et lieu Nature de l'agent vulnérant Siège de la blessure ou de la maladie initiale. Désignation des organes lésés. Nature des complications. Nature des opérations { Amputation pratiquées. { Désarticulation { Résection { etc. Résultat	DIAGNOSTIC DE SORTIE. OBSERVATIONS.

Mode de sortie :

Propositions à la sortie :

Secteur postal n°   , le   191 .

Le Médecin-Chef,   L'Officier d'administration gestionnaire,

NOTA. — Ecrire très lisiblement tous les renseignements fournis.

À coller.

N° du Carnet N° du Feuillet Armée. Corps d'armée. Division. Nom : Prénoms : Corps :	**SERVICE DE SANTÉ.** Indication de la Formation sanitaire. **Bulletin modèle** 46 C pour Entrée. Date de l'Entrée : Secteur postal n°

RENSEIGNEMENTS CONCERNANT

L'UNITÉ ADMINISTRATIVE.	LE RECRUTEMENT.	LA BLESSURE OU LA MALADIE.
Compagnie, Escadron ou Batterie. N° matricule au corps. Grade : Position militaire:	Bureau de recrutement de : N° au registre matricule du recrutement. Classe de recrutement Date et lieu de naissance :	Diagnostic d'entrée : Origine : La blessure ou la maladie a-t-elle été contractée ou aggravée : en service ou du fait ou est-elle com- des étrangère mandé? opérations au de guerre ? service ? Cause : Date et lieu :

Adresse de la famille :

Mode d'entrée :

Secteur postal n°   , le   191 .

Le Médecin-Chef,   L'Officier d'administration gestionnaire,

NOTA. — Ecrire très lisiblement tous les renseignements.

À coller.

— 95 —

Pour ouvrir découper en suivant la ligne ci-dessus.

A plier suivant ce trait.

A plier suivant ce trait.

SERVICE MILITAIRE.   **F. M.**

Bureau de Comptabilité du

Service de Santé des Armées.

1, Rue Lacretelle.

Paris (XV°)

Cachet de la Formation sanitaire.

SERVICE MILITAIRE.   **F. M.**

Bureau de Comptabilité du

Service de Santé des Armées.

1, Rue Lacretelle.

Paris (XV°)

Cachet de la Formation sanitaire.

SERVICE DE SANTÉ.

N° du Carnet
N° du Feuillet *bis.*

Armée.
Corps d'armée.
Division.

Indication (
de la
Formation)
sanitaire. (

Bulletin modèle
46 C
pour Sortie ou Décès.

DATES :
1° de l'entrée :

2° de la sortie
ou du décès :

Nom :
Prénoms :
Grade :
Corps :
° Compagnie. N° matricule :

Secteur postal
n°

RENSEIGNEMENTS CONCERNANT LA BLESSURE OU LA MALADIE.	
Circonstance de l'accident	DIAGNOSTIC DE SORTIE.
Date et lieu	
Nature de l'agent vulnérant	
Siège de la blessure ou de la maladie initiale. {	
Désignation des organes lésés. {	
Nature des complications. {	OBSERVATIONS.
Nature des opérations pratiquées. { Amputation / Désarticulation / Résection / etc.	
Résultat	

Mode de sortie :

Propositions à la sortie :

Secteur postal n° , le   191

Le Médecin-Chef.   *L'Officier d'administration gestionnaire,*

NOTA. — Écrire très lisiblement tous les renseignements fournis.

SERVICE DE SANTÉ.

N° du Carnet
N° du Feuillet

Armée.
Corps d'armée.
Division.

Indication (
de la
Formation)
sanitaire. (

Bulletin modèle
46 C
pour Entrée.

Date de l'Entrée :

Nom :
Prénoms :
Corps :

Secteur postal
n°

RENSEIGNEMENTS CONCERNANT		
L'UNITÉ ADMINISTRATIVE.	LE RECRUTEMENT.	LA BLESSURE OU LA MALADIE.
Compagnie, Escadron ou Batterie. {	Bureau de recrutement de :	Diagnostic d'entrée :
N° matricule au corps. {	N° au registre matricule du recrutement. {	Origine : La blessure ou la maladie a-t-elle été contractée ou aggravée :
Grade :	Classe de recrutement {	
Position militaire:	Date et lieu de naissance :	

Adresse de la famille :

Mode d'entrée :

Secteur postal n° , le   191

Le Médecin-Chef,   *L'Officier d'administration gestionnaire,*

NOTA. — Écrire très lisiblement tous les renseignements.

Dépôt fait par l'intéressé au moment de son admission :

Signature de l'intéressé :

Retrait effectué par l'intéressé au moment de la sortie :—

Signature de l'intéressé :

<table>
<tr><td>

• ARMÉE (1).
—
• CORPS D'ARMÉE (1).
—
• Division (1).
—
Secteur postal

</td><td>

SERVICE DE SANTÉ

Indication
de la
Formation.

</td><td>

Instruction du
Grand
Quartier Général
du 31 août 1916.

N° 7023 DA.

</td></tr>
</table>

ÉTAT NUMÉRIQUE des Bulletins, Modèle n° 46 C, d'entrée et de sortie adressés par la Formation, au Bureau de Comptabilité du Service de Santé des Armées, pendant la période du au   191 .

N°

ENTRÉES.

NUMÉROS DES CARNETS.	NUMÉROS DES FEUILLETS.		
	du n°	au n°	inclus.
	du n°	au n°	inclus.
	du n°	au n°	inclus.
	du n°	au n°	inclus.
	du n°	au n°	inclus.
	du n°	au n°	inclus.
	du n°	au n°	inclus.
	du n°	au n°	inclus.
	du n°	au n°	inclus.
	du n°	au n°	inclus.
	du n°	au n°	inclus.
	du n°	au n°	inclus.
	du n°	au n°	inclus.
	du n°	au n°	inclus.
	du n°	au n°	inclus.
	du n°	au n°	inclus.
	du n°	au n°	inclus.
	du n°	au n°	inclus.
	du n°	au n°	inclus.
	du n°	au n°	inclus.
	du n°	au n°	inclus.
	du n°	au n°	inclus.
	du n°	au n°	inclus.
	du n°	au n°	inclus.
	du n°	au n°	inclus.
	du n°	au n°	inclus.
	du n°	au n°	inclus.

Au total   *Bulletins d'entrée.*

---

(1) Une seule de ces indications doit être mentionnée { Armée, pour les Formations sanitaires d'Armée. Corps d'Armée, pour les Formations sanitaires de Corps d'Armée. Division, pour les Ambulances de Division isolée.

SORTIES.

NUMÉROS DES CARNETS.	NUMÉROS DES FEUILLETS.		
	du n°	au n°	inclus.
	du n°	au n°	inclus.
	du n°	au n°	inclus.
	du n°	au n°	inclus.
	du n°	au n°	inclus.
	du n°	au n°	inclus.
	du n°	au n°	inclus.
	du n°	au n°	inclus.
	du n°	au n°	inclus.
	du n°	au n°	inclus.
	du n°	au n°	inclus.
	du n°	au n°	inclus.
	du n°	au n°	inclus.
	du n°	au n°	inclus.
	du n°	au n°	inclus.
	du n°	au n°	inclus.
	du n°	au n°	inclus.
	du n°	au n°	inclus.
	du n°	au n°	inclus.
	du n°	au n°	inclus.
	du n°	au n°	inclus.
	du n°	au n°	inclus.
	du n°	au n°	inclus.
	du n°	au n°	inclus.
	du n°	au n°	inclus.
	du n°	au n°	inclus.
	du n°	au n°	inclus.
	du n°	au n°	inclus.
	du n°	au n°	inclus.
	du n°	au n°	inclus.
	du n°	au n°	inclus.
	du n°	au n°	inclus.

Au total   *Bulletins de sortie.*

Vu :   Secteur postal n°   , le   191 .

Le Médecin-Chef,   *L'Officier d'administration gestionnaire,*

Le présent état, **positif** ou **négatif**, est adressé les 1ᵉʳ et 16 de chaque mois au Bureau de comptabilité du Service de santé des armées, 1, rue Lacretelle, Paris-XV°.

° ARMÉE.

° CORPS D'ARMÉE.

° Division.

N°

L'officier d'administration de ˟ classe

gestionnaire de

au B. C. S. S. A., 1, rue Lacretelle, Paris-15e.

BORDEREAU D'ENVOI.

NUMÉROS des PIÈCES.	DÉSIGNATION DES PIÈCES.	NOMBRE de PIÈCES.	OBSERVATIONS.
	État numérique des bulletins, modèle 46 C, adressés, par la formation, au B. C. S. S. A., pendant la période du au	Néant.	Exécution de l'instruction du G. Q. G., n° 7023/DA., du 31 août 1916.

Secteur   , le   191   .

Signature :

Modèle n° 23

—

Article 26 du Règlement.

—

e ARMÉE

—

e CORPS D'ARMÉE.

—

• DIVISION.

—

• BRIGADE.

(1) Désigner la formation sanitaire.

SERVICE DE SANTÉ EN CAMPAGNE.

(1) ....

M. ______________, Officier d'administration, gestionnaire.

CARNET ADMINISTRATIF.

e TRIMESTRE 19 .

Le présent carnet, contenant   feuillets, celui-ci et le dernier compris, a été coté et paraphé par nous, Médecin-Chef de ladite formation sanitaire.

A   , le   19 .

Nota. — Ce carnet est divisé en cinq sections, savoir :

Section I. — *Contrôle nominatif des officiers et de leurs chevaux.*
Section II. — *Effectif du personnel.*
Section III. — *Effectif des malades et blessés.*
Section IV. — *Ordres particuliers donnés par les autorités militaires ou médicales.*
Section V. — *Enregistrement des pertes et avaries par cas de force majeure.*

Le carnet administratif est adressé *trimestriellement* au Bureau de Comptabilité du Service de santé des armées, 1, rue Lacretelle, Paris, 15e.

SECTION I. — CONTROLE NOMINATIF DES OFFICIERS.

N⁰ˢ du controle 1	NOMS ET PRÉNOMS DES OFFICIERS. 2	GRADES, CLASSES ET EMPLOIS. 3	MUTATIONS. 4

CONTROLE DES CHEVAUX.

N.° du contrôle.	NOMS DES CHEVAUX.	SIGNALEMENT. ROBES ET MARQUES particulières; SEXE, TAILLE, AGE.	MUTATIONS	NOM et GRADE des officiers auxquels les chevaux appartiennent.
1	2	3	4	5

EFFECTIF DES OFFICIERS

DATES.	MÉDECINS						PHARMACIENS						OFFICIERS D'ADMINISTRATION.				MINISTRES DES CULTES.	TOTAL DES OFFICIERS.
	du cadre actif.			de réserve ou de l'armée territoriale.			du cadre actif.			de réserve ou de l'armée territoriale.			du cadre actif		de réserve ou de l'armée territoriale			
	Majors			Majors			Majors			Majors								
	do 1re classe.	do 2e classe.	Aides-majors.	do 1re classe.	do 2e classe.	Aides-majors.	do 1re classe.	do 2e classe.	Aides-majors.	do 1re classe.	do 2e classe.	Aides-majors.	do 1re classe.	do 2e ou de 3e classe.	do 1re classe.	do 2e ou de 3e classe.		
(A)	1	2	3	4	5	6	7	8	9	10	11	12	13	14	15	16	17	18
1er....																		
2.....																		
3.....																		
4.....																		
5.....																		
6.....																		
7.....																		
8.....																		
9.....																		
10....																		
11....																		
12....																		
13....																		
14....																		
15....																		
16....																		
17....																		
18....																		
19....																		
20....																		
21....																		
22....																		
23....																		
24....																		
25....																		
26....																		
27....																		
28....																		
29....																		
30....																		
31....																		
Totaux.																		

EFFECTIF DE LA TROUPE.

DATES.	DÉTACHEMENT D'INFIRMIERS...							Pour mémoire. DÉTACHEMENT du Train des équipages militaires.				
	Médecins auxiliaires	Adjudants infirmiers.		Sergents.	Caporaux.	Soldats.	Totaux.	Adjudants.	Maréchal des logis.	Brigadier.	Conducteur.	Totaux.
(A)	1	2	3	4	5	6	7	8	9	10	11	12
1er....												
2.....												
3.....												
4.....												
5.....												
6.....												
7.....												
8.....												
9.....												
10....												
11....												
12....												
13....												
14....												
15....												
16....												
17....												
18....												
19....												
20....												
21....												
22....												
23....												
24....												
25....												
26....												
27....												
28....												
29....												
30....												
31....												
Totaux.												

DATES.	NOMBRE DE MALADES																				NOMBRE DE JOURNÉES.						NOMBRE DE PASSAGERS PAR CATÉGORIES (art. 35 du règlement);						OBSERVATIONS.
	EXISTANTS le matin.				ENTRÉS.				SORTIS.				DÉCÉDÉS.				RESTANTS le soir.										Pansés à la formation mais rejoignant leur corps dans la même journée.		Venus des corps pour faire partie d'une évacuation mise en route le même jour (2).		Évacués de passage (1).		
	Officiers supérieurs.	Officiers.	Sous-officiers.	Soldats.	Officiers supérieurs.	Officiers.	Sous-officiers.	Soldats.	Officiers supérieurs.	Officiers.	Sous-officiers.	Soldats.	Officiers supérieurs.	Officiers.	Sous-officiers.	Soldats.	Officiers supérieurs.	Officiers.	Sous-officiers.	Soldats.	Officiers supérieurs.	Officiers.	Sous-officiers.	Soldats.	TOTAL.	TOTAL en toutes lettres.	Officiers.	Troupe.	Officiers.	Troupe.	Officiers.	Troupe.	
(A)	1	2	3	4	5	6	7	8	9	10	11	12	13	14	15	16	17	18	19	20	21	22	23	24	25	26	27	28	29	30	31	32	33
1er																																	
2																																	
3																																	
4																																	
5																																	
6																																	
7																																	
8																																	
9																																	
10																																	
11																																	
12																																	
13																																	
14																																	
15																																	
16																																	
17																																	
18																																	
19																																	
20																																	
21																																	
22																																	
23																																	
24																																	
25																																	
26																																	
27																																	
28																																	
29																																	
30																																	
31																																	
TOTAUX																																	

(1) Ou avant l'immobilisation de la formation.
(2) C'est-à-dire dans les 24 heures suivant l'arrivée à la formation.

SECTION IV. — ORDRES PARTICULIERS ÉMANANT DES AUTORITÉS MILITAIRES OU MÉDICALES.

INDICATION DE L'AUTORITÉ DE LAQUELLE ÉMANENT LES ORDRES. — Dates et détail des ordres donnés. 1	MESURES D'EXÉCUTION prises PAR L'OFFICIER D'ADMINISTRATION gestionnaire. 2

Nota. — Cette partie du carnet administratif tient lieu en outre du registre des autorisations du médecin-chef

L'officier d'administration gestionnaire y mentionne toutes les circonstances ou les faits utiles à l'appréciation de sa gestion.

SECTION V. — ENREGISTREMENT DES PERTES OU AVARIES PAR CAS DE FORCE MAJEURE.

NUMÉROS de la nomenclature		DÉSIGNATION DU MATÉRIEL PERDU ET INDICATION DES DATES et des circonstances de la perte.	UNITÉ.	QUAN-TITÉS.	OBSER-VATIONS.
som-maire.	dé-taillée.				
1	2	3	4	5	6
		Le 19 janvier 191 , au passage de la rivière X..., il a été perdu les objets ci-après :			
71	34	Brancards avec bretelles..............	Nombre	4	
»	36	Brassards pour sous-officiers et soldats..	Idem.	20	
		A , le 20 janvier 191 .			
		L'Officier d'administration, gestionnaire,			
		X...			
		Vu et CERTIFIÉ :			
		Le Médecin-Chef,			
		Le 4 février 191 , les objets ci-après ayant servi à des militaires atteints de maladies contagieuses ont été incinérés, savoir :			
32	15	Chemises de coton	Nombre	20	
»	24	Pantalons en drap beige, pour soldats..	Idem.	5	
33	2	Mouchoirs	Idem.	5	
		A , le 4 février 191 .			
		L'Officier d'administration, gestionnaire,			
		X...			
		Vu et CERTIFIÉ :			
		Le Médecin-Chef,			

NOTA. — 1° Les pertes ou avaries par événements de force majeure font l'objet, au présent carnet, d'une déclaration faite le jour même par l'officier d'administration gestionnaire. Cette déclaration précise les objets perdus ou avariés ainsi que les circonstances de l'événement, elle est visée et certifiée le même jour par le médecin-chef ;

2° Les sorties du matériel résultant de ces pertes et avaries sont passées en écritures au moment même de la constatation des faits. — Mensuellement, il est statué sur les responsabilités engagées, à l'aide d'un procès-verbal collectif mentionnant les déclarations inscrites au présent carnet, et soumis au Directeur du service de santé du corps d'armée ou au Chef du service de santé des étapes qui y inscrit ses décisions.

Exécution de l'Instruc-
tion ministérielle n° 1765,
Contentieux, du 15 jan-
vier 1918.

ARMÉE.

TRIMESTRE 191 .

SERVICE DE SANTÉ.

Désignation de la
Formation sanitaire.

RELEVÉ des dépenses pour « frais de sépultures » effectuees pendant le trimestre 191 , *pour les personnes traitées à charge de remboursement.*

N°s des Bulletins Mod. 46 C.	NOMS ET PRÉNOMS des décédés.	GRADES	DÉSIGNATION des DIVERS TRAVAUX ET FOURNITURES.	QUANTITÉS.	PRIX.	DÉCOMPTE.	OBSERVATIONS.
			1° *Personnel Officiers.*				(1) Prix de la nomenclature.
85/4	X...	Lieut^t	Chemise usagée......	1	2 fr. (1)		
			Suaire...............	1	1 fr. (2)		(2) Le suaire est confectionne avec un drap de lit réformé ; son prix est de 1 fr. (Décision ministerielle n° 2465 2/7, du 25 janv. 1918.)
			Cercueil.............	1			
			Croix...............	1			
			Creusement de la fosse.	1			
			Transport du corps...	1			
			Cérémonie religieuse..	»	»		
			2° *Personnel non-officiers.*				
14/4	Y...	Caporal	Chemise usagée.......	1	2 fr. (1)		
			Suaire...............	1	1 fr. (2)		
			Cercueil.............	1			
			Croix...............	1			
			Creusement de la fosse.	»	»		
			Transport du corps...	»	»		
			TOTAL......				
	Report des dépenses pour fournitures diverses (voir au verso)						
			TOTAL GÉNÉRAL......				

ARRÊTÉ le présent relevé à la somme de

VU ET VÉRIFIÉ :   Aux armées, secteur postal n° , le   191 .

Le *Médecin-Chef,*   *L'Officier d'administration gestionnaire,*

NOTA. — Le présent relevé, *positif* ou *négatif*, est joint au *Carnet administratif* qui est adressé au B. C. S. S. A. le 1er du 2° mois de chaque trimestre.
Quand le présent relevé est néga'if, il peut être simplement mentionné sur le bordereau d'envoi du carnet administratif avec, en regard, dans la colonne « Quantités », le mot : « Néant ».

RELEVÉ DES FOURNITURES DIVERSES.

N°ˢ des Bulletins Mod. 46 C.	NOMS ET PRÉNOMS.	CATÉGORIES DE DÉPENSES.	QUANTITÉS.	PRIX.	DÉCOMPTE.	OBSERVATIONS.
		1° *Fournitures d'appareils prothétiques.*				Quand les appareils ne sont pas achetés par la formation, leur prix est celui de la nomenclature, majoré de 10 %.
		2° *Fournitures diverses.*				
					TOTAL......	

<table>
<tr><td>ᵉ ARMÉE.

ᵉ TRIMESTRE 191 .</td><td>SERVICE DE SANTÉ.</td><td>Exécution de l'Instruc-
tion ministérielle n°1765,
Contentieux, du 15 jan-
vier 1918.</td></tr>
</table>

Désignation (
de la Formation. (

BORDEREAU récapitulatif des sommes versées pendant le mois de...........
pour remboursement des frais d'hospitalisation.

N°ˢ des Bulletins Mod. 46 C.	NOMS ET PRÉNOMS.	CATÉGORIES DE DÉPENSES.	MONTANT DES DÉPENSES.	TOTAL PAR HOSPITALISÉ	OBSER-VATIONS.
			fr. c.	fr. c.	
85/2	M. X............	Frais de traitement.	25 »	} 30 »	
		Fournitures.........	5 »		
	M. Y............	Frais de traitement.	20 »	20 »	
		TOTAUX......			

CERTIFIÉ le présent bordereau s'élevant à la somme de

Vu :   Aux armées, le   191 .
Le Médecin-Chef,   *L'Officier d'administration gestionnaire,*

PREUVE DU REMBOURSEMENT.

La somme de   , montant du présent bordereau, a été versée
au Trésor, suivant récépissé n°   , du

Aux armées, le   191 .
L'Ordonnateur,

ARMÉE.
—
TRIMESTRE 191 .

SERVICE DE SANTÉ

Exécution de la note
du G. Q. G. n° 5811/DA.,
du 11 novembre 1917.

Désignation de la
Formation sanitaire. {

ÉTAT NOMINATIF des malades et blessés des **troupes américaines**
à la date du (*dernier jour du trimestre*).

NUMÉROS des BULLETINS, modèle 46 C.	NOMS ET PRÉNOMS.	OBSERVATIONS.
	1° *Malades militaires.*	
	2° *Malades civils employés par les armées américaines.*	

Vu : Aux armées, secteur postal n° , le 191 .

Le *Médecin-Chef,*   *L'Officier d'administration gestionnaire,*

NOTA. — Le présent état nominatif, *positif* ou *négatif*, est joint au relevé de dépenses (modèle page 117) qui est adressé au B. C. S. S. A., le 5 du 1ᵉʳ mois de chaque trimestre.

Quand le présent état est *négatif*, il peut être simplement mentionné sur un bordereau d'envoi, avec, en regard, dans la colonne « Quantités », le mot « Néant ».

· ARMÉE.

—

· TRIMESTRE 191 .

SERVICE DE SANTÉ

Exécution de la note
du G. Q. G. n° 5811/DA.,
du 11 novembre 1917.

Désignation de la
Formation sanitaire. {

RELEVÉ *des frais accessoires de traitement des personnels des troupes et* services des **forces expéditionnaires américaines.**

N°° des Bulletins mod. 46 C.	NOMS ET PRÉNOMS.	DÉSIGNATION DES DIVERS TRAVAUX et fournitures. (FRAIS DE SÉPULTURE.)	QUANTITÉS.	PRIX.	DÉCOMPTE.	OBSER-VATIONS.
23/5	L.... M.....	Chemise usagée........				Ce relevé doit être distinct pour les *militaires* et les *employés civils* des armées américaines.
		Suaire................				
		Cercueil..............				
		Croix.................				
		Creusement de la fosse.				
		Transport du corps.....				
		Cérémonie religieuse...				
90/6	X.... Y.....	Chemise usagée........				Donner, s'il y a lieu, *au verso*, le détail des fournitures diverses, ou appareils délivrés à chaque malade, ainsi que le décompte.
		Suaire................				
		Cercueil...............				
		Creusement de la fosse.				
		Transport du corps.....				
		TOTAL........				
Report des dépenses pour fournit^res divers^ses (*voir au verso*)						
		TOTAL GÉNÉRAL........				

ARRÊTÉ le présent relevé à la somme de

VU ET VÉRIFIÉ :   Aux armées, secteur postal n°   , le   191 .

   Le Médecin-Chef,   *L'Officier d'administration gestionnaire,*

NOTA. — Le présent relevé, *positif* ou *négatif*, est adressé au B. C. S. S. A., le 5 du 1er mois de chaque trimestre.
   Quand le présent relevé est *négatif*, il peut être simplement mentionné sur un bordereau d'envoi, avec, en regard, dans la colonne « Quantités », le mot « Néant ».

RELEVÉ DES FOURNITURES DIVERSES.

N⁰⁸ des Bulletins mod. 46 C.	NOMS ET PRÉNOMS.	CATÉGORIES DE DÉPENSES.	QUANTITÉS.	PRIX.	DÉCOMPTE.	OBSER-VATIONS.
		1° *Fournitures d'appareils prothétiques.*				Les appareils prothétiques sont décomptés aux prix de la nomenclature *majorés de 1/10,* ou au prix d'achat.
		2° *Fournitures d'effets d'habillement.*				
		3° *Etc...*				
		TOTAL............				

SERVICE DE SANTÉ

Exécution de la note
du G. Q. G. n° 2811/DA.
du 11 novembre 1917.

Désignation de la }
l'ormation sanitaire. }

RELEVÉ des *dépenses effectuées pour* l'entretien du personnel civil américain, non hospitalisé.

NOMS ET PRÉNOMS.	EMPLOI OCCUPÉ.	NOMBRE de JOURNÉES.	PRIX de la JOURNÉE. (1)	DÉCOMPTE.	OBSERVATIONS.
					(1) Le taux de remboursement des journées d'infirmières et d'infirmiers logés et nourris est fixé à : *Infirmières* (nourries comme officiers subalternes).. 3,75 *Infirmiers* (nourris comme soldats)........ 2,75 Ce relevé doit être distinct pour les *militaires* et les *employés civils* des armées américaines.
TOTAL........ : .					

ARRÊTÉ à la somme de

VU ET VÉRIFIÉ :   Aux armées, secteur postal n°   , le   191   .

Le Médecin-Chef,   *L'Officier d'administration, gestionnaire,*

NOTA. — Le présent relevé, *positif* ou *négatif*, est joint au relevé des dépenses, (modèle page 117), qui est adressé au B. C. S. S. A., le 5 du 1er mois de chaque trimestre.
Quand le présent relevé est *négatif*, il peut être simplement mentionné sur un bordereau d'envoi, avec, en regard, dans la colonne « Quantités », le mot « Néant ».

• CORPS D'ARMÉE
ou
GOUVERNEMENT
MILITAIRE
d

DÉPARTEMENT
d

PLACE
d

• TRIMESTRE 19 .

(1) Désigner l'établis-
sement.
(2) Indiquer la catégo-
rie des malades traités
(marine, colonies, doua-
nes, etc.).

SERVICE DE SANTÉ.

(1)

(2)

MODÈLE N° 118.

Art. 295 et Notices
n°s 10 et 14 du Rè-
glement.

FEUILLE NOMINALE DÉCOMPTÉE

*des militaires et autres personnes traités à charge de remboursement
pendant le   trimestre 19   .*

INSTRUCTION

POUR L'ÉTABLISSEMENT ET LA TRANSMISSION DES FEUILLES NOMINALES DÉCOMPTÉES.

Les malades sont inscrits par corps ou par service.

Pour chaque corps ou service, les malades sont répartis en quatre catégories : 1° officiers supérieurs ; 2° officiers ; 3° sous-officiers ; 4° soldats, dans le même ordre que les
contrôles nominatifs trimestriels. Pour les militaires pensionnés, indiquer à la colonne
d'observations la quotité et le numéro d'inscription de la pension ; pour les militaires
réformés, le montant du traitement ou de la gratification de réforme, le numéro du
contrôle et le lieu du payement.

Les feuilles nominales décomptées sont transmises par l'intermédiaire du Directeur du
service de santé et après vérification par lui :

1° *Dans les cinq premiers jours de chaque trimestre pour le trimestre précédent* au
Ministre de la guerre (Direction du service de santé), pour les administrations ou services
qui doivent opérer le remboursement des frais de traitement par voie de virement.
(Celles concernant les malades civils (colons et indigènes) de l'Algérie ressortissant au
Ministère de l'intérieur sont accompagnées d'un relevé récapitulatif décompté pour
chaque département) ;

2° *Dans les cinq premiers jours de chaque trimestre,* au Gouverneur général, pour
les fonctionnaires et employés des administrations civiles de l'Algérie ;

3° *Dans les cinq premiers jours de chaque trimestre et dans les cinq jours qui suivent la sortie ou le décès,* au Ministre de la guerre (Direction du service de santé),
pour les anciens militaires titulaires d'une solde ou d'une gratification de réforme ;

4° *Dans les cinq premiers jours de chaque trimestre et dans les cinq jours qui suivent la sortie ou le décès,* au Ministre de la marine (Établissement des Invalides), pour
les anciens marins et militaires jouissant d'une gratification de réforme et pour chaque
demi-soldier ;

5° *Dans les cinq premiers jours des mois de mars, juin, septembre, décembre et
dans les cinq premiers jours qui suivent la sortie ou le décès,* au Ministre des finances
(Direction de la dette inscrite), pour les militaires, marins, fonctionnaires ou agents
retraités.

En ce qui concerne les militaires, fonctionnaires et agents en activité, retraités ou
réformés, relevant à un titre quelconque du ministère des colonies, un duplicata des
feuilles nominales décomptées est adressé au Ministre des colonies.

NOTA. — Il sera établi des feuilles nominales décomptées pour les militaires de la
garde républicaine en traitement dans les hôpitaux.

NOMS ET PRÉNOMS des militaires ou agents.	GRADES.	SERVICE, port, résidence, capitainerie, conservation, prison civile, etc.	de L'ENTRÉE.	DATES DE LA SORTIE.			du DÉCÈS.	NOMBRE de journées de traitement.	OBSERVATIONS.
				Par billet.	Par évacuation	Sortants externes.			
1	2	3	4	5	6	7	8	9	10

DÉCOMPTE DU MONTANT DE LA DÉPENSE.

	NOMBRE.	PRIX de l'unité.	MONTANT.	TOTAL de la dépense par article.
Journées — Officiers supérieurs............				
Journées — Officiers..................				
Journées — Sous-officiers...............				
Journées — Brigadiers, caporaux et soldats...				
Sorties des militaires par évacuation. — Officiers supérieurs............				
Sorties des militaires par évacuation. — Officiers..................				
Sorties des militaires par évacuation. — Sous-officiers...............				
Sorties des militaires par évacuation. — Brigadiers, caporaux et soldats...				
Sortants externes — Officiers supérieurs............				
Sortants externes — Officiers..................				
Sortants externes — Sous-officiers...............				
Sortants externes — Brigadiers, caporaux et soldats...				
Sépultures — Officiers supérieurs............				
Sépultures — Officiers..................				
Sépultures — Sous-officiers...............				
Sépultures — Brigadiers, caporaux et soldats...				
Dépenses extraordinaires. — Fournitures d'appareils prothétiques.				
Dépenses extraordinaires. — Fournitures diverses.				
TOTAL de la dépense.........				

Le présent décompte montant à la somme de est certifié véritable par nous (1) de l'hôpital (2) d

.A , le 19 .

(1) Officier d'administration gestionnaire, administrateur ou économe.

(2) Civil ou militaire.

Vu :

Le Médecin-Chef,

Nous, Directeur du service de santé, avons arrêté le présent décompte à la somme de

A , le 19 .

Le Directeur du service de santé.

SERVICE DE SANTÉ.

Modèle N° 47.

Art. 211
du Règlement.

(1) Désigner l'établis-
sement.
(2) Grade, nom, pré-
noms, corps ou service.

(1)

Reçu en dépôt d (2)

DATE des dépôts successifs.	INDICATION DE LA NATURE DES DÉPÔTS.			ÉMARGEMENT de L'OFFICIER d'administration gestionnaire.	REMISE DES ACOMPTES.		
	ARGENT.	VALEURS ou bijoux.	OBJETS DIVERS.		DATE.	MONTANT des acomptes.	ÉMARGEMENT du malade.

NOTA. — En ce qui concerne les malades appartenant à la catégorie des contagieux, chaque dépôt effectué donne lieu à la délivrance d'un nouveau reçu particulier.

CORPS D'ARMÉE
ou
GOUVERNEMENT MILITAIRE
d

MODÈLE N° 48.
—
Art. 211, 267 et notice
n° 10 du Règlement.

(1) Désigner l'établissement.

SERVICE DE SANTÉ.

(1)

REGISTRE DES DÉPOTS.

Le présent registre contenant   feuillets, celui-ci et le dernier compris, a été coté et paraphé par nous, Médecin-Chef dudit établissement.

A   , le   19   .

INSTRUCTION.

1° Le numéro d'ordre est le même que celui sous lequel le malade a été inscrit au registre des entrées ;

2° Si le malade entrant à l'hôpital a de l'argent, des bijoux ou d'autres valeurs, il doit en faire la déclaration à l'officier d'administration chargé du bureau des entrées, qui les inscrit sur le registre des dépôts et en délivre immédiatement au malade un reçu particulier (modèle n° 47) signé par l'officier d'administration gestionnaire.

3° Quand le malade n'a rien à déposer, mention en est faite au registre des entrées (modèle n° 111). Cette déclaration est signée par le malade, ou par deux témoins, lorsque celui-ci ne peut ou ne sait signer ;

4° Si le malade reçoit des valeurs pendant son séjour à l'hôpital, il doit en effectuer immédiatement le dépôt ;

5° Les acomptes successifs sur l'argent déposé qui peuvent être remis à un malade, conformément aux dispositions de l'article 211 du règlement, sont inscrits sur le présent registre, ainsi que sur le reçu particulier ; le malade signe en regard de chaque inscription. Toutefois, si le déposant appartient à la catégorie des contagieux, le récépissé des acomptes ainsi délivré est signé, sur le registre des dépôts, par le vaguemestre ou par l'infirmier-major, qui demeurent chargés d'en faire immédiatement la remise à l'intéressé ;

6° Lors de la sortie, les valeurs sont rendues au malade, qui en donne décharge sur le registre des dépôts et rend le reçu (modèle n° 47) ;

7° En cas de décès, on fait connaître le numéro d'ordre du registre des successions (modèle n° 101) où le dépôt a été reporté.

NOTA. — Le registre est conservé pendant dix années après son versement aux archives (art. 512 du règlement).

NUMÉROS		NOMS		DÉSIGNATION			DATES			
d'ordre.	du registre des entrées.	(en gros caractères) ET PRÉNOMS.	GRADES.	du corps ou service.	du bataillon ou escadron.	de la compagnie ou batterie.	de l'entrée à l'hôpital.	des dépôts.	de la sortie de l'hôpital.	des décès.
1	2	3	4	5	6	7	8	9	10	11

DÉTAIL DES DÉPOTS EFFECTUÉS.	ÉMAR-GEMENT de L'OFFICIER d'administration gestionnaire.	DATE de LA REMISE des dépôts ou acomptes.	REÇU DES ACOMPTES OU DES DÉPOTS ou destination qui a été donnée à ces derniers.
12	13	14	15

Modèle N° 42 *bis*.

Art. 170
du Règlement.

• CORPS D'ARMÉE
ou
GOUVERNEMENT
MILITAIRE
d

Place d

SERVICE DE SANTÉ.

HOPITAL MILITAIRE d

REGISTRE DU VAGUEMESTRE.

Le présent registre, contenant   feuillets, a été coté et paraphé par nous, Médecin-Chef dudit établissement.

A.   , le   19 .

INSTRUCTION.

L'infirmier-major vaguemestre, muni d'une commission délivrée par l'officier d'administration gestionnaire et visée par le médecin-chef, retire de la poste les lettres, mandats, bons de poste ou paquets adressés aux malades et au personnel de l'hôpital.

Les mandats ou bons de poste ne peuvent être présentés en paiement au bureau de poste qu'autant que les destinataires sont présents à l'hôpital.

Les malades qui appartiennent à la catégorie des contagieux ne donnent pas récépissé eux-mêmes des sommes qui leur sont remises ; ce récépissé est donné par deux témoins.

On opère de même lorsqu'un malade ne peut ou ne sait signer.

1re PARTIE. — *Sommes et lettres chargées à retirer des bureaux des postes et télégraphes.*

REMISE DES RECONNAISSANCES D'ARTICLES AU VAGUEMESTRE.							Remise des chargements et paiement des articles par les bureaux des postes et télégraphes.			ACQUITS.		REÇUS des RECEVEURS pour les objets non distribués.
Numéros des mandats.	Dates.	N° d'ordre.	NOMS des militaires auxquels les articles sont adressés.	Numéros matricules.	BUREAUX de départ.	Dates des reconnaissances.	Dates.	Objets.	Désignation des bureaux et signatures des receveurs.	Dates.	SIGNATURES.	

2e Partie. — *Chargements à faire par le vaguemestre.*

	REMISE, PAR LES ENVOYEURS, DES LETTRES A CHARGER OU DES ARTICLES A DÉPOSER.					REMISE DES BULLETINS et des mandats délivrés par les receveurs.	
NUMÉROS d'enregistrement.	DATES.	ENVOYEURS.	OBJETS.	DESTINATION.	BUREAUX où les chargements et dépôts ont été faits.	DATES.	SIGNATURES des envoyeurs.

• ARMÉE.
—
• CORPS D'ARMÉE.
—
• Division.

SERVICE DE SANTÉ EN CAMPAGNE.

Désignation
de la
Formation. {

Mois d

M.   , officier d'administration, gestionnaire.

LIVRET MENSUEL

des entrées et des sorties des denrées et liquides destinés à l'alimentation des malades et blessés en traitement, des blessés de passage, des infirmières, etc., ou distribués comme suppléments aux infirmiers militaires et aux hommes du train (Art. 39 du règlement, vol. 82, p. 29), pendant le mois d

Le présent livret mensuel contenant   feuillets, celui-ci compris, a été coté et paraphé par nous, Médecin-Chef de ladite formation sanitaire.

A   , le   191 .

INSTRUCTION.

Ce livret permet de se rendre compte à tout instant des ressources que possède la formation.

Il comprend pour chaque article (denrées et boissons alimentaires) trois colonnes : une pour les entrées, deux pour les sorties.

Dans la première colonne des sorties sont inscrites les quantités de la colonne 7 du certificat administratif, modèle n° 37, et qui sont afférentes au prix de la journée.

Dans la deuxième colonne des sorties sont inscrites les quantités de la colonne 8 du même certificat.

Les entrées sont justifiées par les pièces ci-après : factures d'achats (1), bordereaux d'achats sur place (1), factures de livraison, etc....

Les sorties sont justifiées par les pièces ci-après : certificats administratifs de consommation, factures de livraisons aux officiers, à l'ordinaire, à d'autres formations, bons divers, etc....

A la dernière page du livret se trouve une déclaration à signer par les officiers gestionnaires, quand ils sont d'accord, *en cas de remise et de reprise de service.*

NOTA. — Le présent livret mensuel est adressé, accompagné des pièces justificatives d'entrées et de sorties (à l'exception des pièces d'achats), le 5 du mois suivant au Bureau de Comptabilité.

---

(1) Pièces annexées à la comptabilité-deniers pour la liquidation des dépenses.

DATES.	RÉGIMES			DIÈTES			VIANDE DE BŒUF	SORTIES		PAIN.	SORTIES	
	GRAND.	PETIT.	SPÉCIAL.	lactées.	absolues.	TOTAL.	ENTRÉES.	Consommation.	Livraison.	ENTRÉES.	Consommation.	Livraison.
1..												
2..												
3..												
4..												
5..												
6..												
7..												
8..												
9..												
10..												
11..												
12..												
13..												
14..												
15..												
16..												
17..												
18..												
19..												
20..												
21..												
22..												
23..												
24..												
25..												
26..												
27..												
28..												
29..												
30..												
31..												
Totaux.												

Existants à reporter au mois suivant......

Inscriptions à réserver au Bureau de comptabilité du service de santé des armées. { Prix de l'unité... / Valeur totale... }

ENTRÉES.	SORTIES		ENTRÉES.	SORTIES		ENTRÉES.	SORTIES		ENTRÉES.	SORTIES		ENTRÉES.	SORTIES		ENTRÉES.	SORTIES	
	Consommation.	Livraison.		Consommation.	Livraison.		Consommation.	Livraison.		Consommation.	Livraison.		Consommation.	Livraison.		Consommation.	Livraison.

A   , le   19 .

L'Officier d'administration, gestionnaire,

Vu :

Le Médecin-Chef,

DÉCLARATION DE REMISE ET DE REPRISE DE SERVICE.

Les Officiers d'administration gestionnaires soussignés certifient que les quantités figurant au présent livret, *à la date de ce jour*, ont été reconnues exactes et comme existant à la formation.

A   , le   191 .

L'Officier d'administration gestionnaire sortant,

L'Officier d'administration gestionnaire entrant,

Vu :

Le Médecin-Chef,

RÉPARTITION DES RÉGIMES.

	MATIN.	SOIR.	TOTAUX.
Grand régime..			
Petit régime...			
Régime spécial.			
Diète lactée....			
Diète absolue..			
Totaux....			(A)

(A) Ce total concorde avec l'effectif de la colonne 2 (A).

MODÈLE N° 37.

· ARMÉE.

· CORPS D'ARMÉE.

Indication de la Formation sanitaire.

SERVICE DE SANTÉ EN CAMPAGNE.

N° 291 de la Nomenclature spéciale.

Format : 32 × 215.

CERTIFICAT ADMINISTRATIF.

ÉTAT des denrées et liquides consommés pour l'alimentation des malades en traitement, des blessés de passage, des infirmières, du personnel auxiliaire, et pour suppléments distribués aux infirmiers militaires et aux hommes du train des équipages, pendant la journée du   191

DÉSIGNATION des DENRÉES ET LIQUIDES.	CONSOMMATIONS						LIVRAISONS : À la pharmacie, à l'ordinaire, aux officiers de la formation, à d'autres formations, etc.	OBSERVATIONS. *Indiquer dans cette colonne les ordres en vertu desquels ont été distribués les suppléments.*
	POUR L'ALIMENTATION			à titre de suppléments pour les infirmiers et les hommes du train.	TOTAL des consommations.			
	des malades et blessés	des blessés de passage.	des infirmières et du personnel auxiliaire.					
1	2	3	4	5	6	7	8	9
Effectifs participant aux distributions.................	(A)							
Viande fraîche................								*Les sorties pour assaisonnements sont portées au verso.*
Pain........................								
Vin.........................								
Lait........................								
Bière.......................								
Cidre.......................								
Thé........................								
Chocolat....................								
Macaroni....................								
Pâtes d'Italie...............								
Tapioca.....................								
Vermicelle..................								
Riz.........................								
Œufs.......................								
Poisson { frais .... / salé								
Charcuterie.................								
Poulets et canards..........								
Pommes de terre............								
Choux, carottes, navets.....								
Légumes { pour la marmite... / frais.............. / secs..............								

DÉSIGNATION des DENRÉES ET LIQUIDES.	CONSOMMATIONS						LIVRAISONS : A la pharmacie, à l'ordinaire, aux officiers de la formation, à d'autres formations, etc.	OBSERVATIONS. — Indiquer dans cette colonne les ordres en vertu desquels ont été distribués les suppléments.
	POUR L'ALIMENTATION				à titre de suppléments pour les infirmiers et les hommes du train.	TOTAL des consommations.		
	des malades et blessés	des blessés du passage.	des infirmières et du personnel auxiliaire.					
1	2	3	4	5	6	7	8	9
Effectifs participant aux distributions..................	(A)							
Desserts (au nomb.) { Biscuits.............								
....								
Desserts (au kilog.) { Confitures.........								
Fromage..........								
Sel.................								
Café.................								
Beurre..............								
Saindoux...........								
Sucre................								
Assaisonnements divers. { Lait.................								
Sucre.............								
Vin................								
....								
Conserves alimentaires animales. { Bœuf...............								
Tablett" de bouillon								
Essence de bouillon.								
Lait concentré.....								
Conserves alimentaires végétales. { Assaisonnements...								
Julienne......,....								
Legumes frais......								
— ordinaires								
Fruits divers.......								
....								
....								
....								
....								

A   , le   191

Vu et certifié :
Le Médecin-Chef,

L'Officier d'administration gestionnaire,

Nota. — Les quantités de denrées et liquides portées dans les colonnes 2 a 8 sont indiquées par l'unité réglementaire : kilog; litre, nombre, etc. Voir : le tarif n° 1, page 44 du volume 82 *bis*, et le tarif des allocations, volume 80, page 410.

La boîte de lait concentré est considérée comme pesant 0 k. 500.

ARMÉE.

—

CORPS D'ARMÉE.

Indication
de la
Formation.

ÉTAT indiquant les prix des denrées et liquides achetés dans le commerce ou cédés par le service des subsistances militaires pendant le mois de

DÉSIGNATION des DENRÉES ET LIQUIDES.	UNITÉ RÉGLEMENTAIRE.	PRIX de L'UNITÉ.	OBSERVATIONS.

Secteur   , le   191   .

L'Officier d'administration gestionnaire,

Vu :
Le Médecin-Chef,

* ARMÉE.

—

* CORPS D'ARMÉE.

—

* DIVISION.

—

* BRIGADE.

MOIS

de   19 .

(1) Indiquer la Formation sanitaire.

MODÈLE N° 38.

SERVICE DE SANTÉ EN CAMPAGNE

(1) ....

M......................................, officier d'administration, gestionnaire.

RELEVÉ MENSUEL

des denrées et liquides consommés pour l'alimentation des malades en traitement et des blessés de passage et pour les suppléments distribués aux infirmiers et militaires et aux hommes du train des équipages, pendant le mois d.................. ....19....

BLESSÉS DE PASSAGE								INFIRMIERS								TRAIN							
EFFECTIFS.	VIANDE.	PAIN.	VIN.					EFFECTIFS	VIANDE.	PAIN.	VIN.					EFFECTIFS.	VIANDE.	PAIN.	VIN.				
15	16	17	18	19	20	21	22	23	24	25	26	27	28	29	30	31	32	33	34	35	36	37	38
Kgr.	Kgr.	Lit.						Kgr.	Kgr.	Lit.						Kgr.	Kgr.	Lit.					
40	10 00	20 00	10 00	»	»	»	»	25	5 00	10 00	10 00	»	»	»	»	25	5 00	10 00	10 00	»	»	»	»
40	10 00	20 00	10 00	»	»	»	»	25	5 00	10 00	10 00	»	»	»	»	25	5 00	10 00	10 00	»	»	»	»

Décompte des consommations et prix de revient de la journée.

DÉSIGNATION des DENRÉES ET LIQUIDES. 1	QUANTITÉS. 2	PRIX. 3	MONTANT. 4	DÉSIGNATION des DENRÉES ET LIQUIDES. 1	QUANTITÉS. 2	PRIX. 3	MONTANT. 4
Viande fraîche............	40 00			Report...................			
Pain........................	80 00			Sel........................			
Vin.........................	40 00			Café.......................			
Lait........................				Beurre....................			
Bière......................				Saindoux.................			
Cidre......................				Sucre.....................			
Thé........................				Assaisonnements divers.....			
Chocolat..................				Conserves alimentaires animales. — Bœufs........			
Macaroni..................				Tablettes de bouillon....			
Pâtes d'Italie.............				Essence de bouillon....			
Tapioca...................				Lait concentré			
Vermicelle................							
Riz........................				Conserves alimentaires végétales — Julienne......			
Œufs......................				Légumes fins.			
Poissons... { Frais / Salé				Légumes ordinaires......			
Charcuterie...............				Fruits divers.			
Poulets et canards.........				Boissons toniques. — Eau-de-vie....			
Pommes de terre..........				Rhum......			
Choux, carottes, navets.....				Tafia........			
Légumes pour la marmite...							
Légumes fins..............							
Légumes secs.............							
Desserts... (au nombre) { Biscuits.....				TOTAL des consommations........			
Desserts... (au kilogr.) { Confitures.... / Fromage.....				NOMBRE des journées de malades..			
A reporter.............				PRIX de revient de la journée....			

CERTIFIÉ le présent relevé mensuel.

A   , le   19

D'office :

Le Chef du Bureau de comptabilité du service de santé des armées,

• CORPS D'ARMÉE
ou
GOUVERNEMENT
MILITAIRE
d

PLACE D

(1) Infirmerie régimen-
taire (indiquer le corps)
ou : Hôpital militaire d

(2) Nom et grade du
médecin traitant.

(3) Pairs ou impairs.

(4) Blessés, fievreux,
contagieux ou vénériens.

(5) Nombre en toutes
lettres.

SERVICE DE SANTÉ.

(1)

MOIS D

MODÈLE Nº 14.

Art. 48, 150, 219 et
265 du Règlement.

19

CAHIER

DE LA VISITE DE M. (2)

MÉDECIN

• DIVISION D (4)

JOURS (3)

Le soussigné, médecin aide-major, chargé de suivre la visite de la division
des (4)   , faite par M. (2)
certifie que le présent cahier de visite, contenant (5)   pages,
est conforme aux prescriptions faites pendant le mois d   19 .

Le Médecin aide-major,

Vu et approuvé par le Médecin traitant,

INSTRUCTION.

Les prescriptions alimentaires et médicamenteuses faites à la visite du matin pour
toute la journée, sont inscrites sur le présent cahier de visite, composé d'autant de
feuilles qu'il y a de lits et divisé en deux parties, l'une pour les jours pairs, l'autre pour
les jours impairs.

Dans les *infirmeries*, ce cahier est signé tous les mois et à la sortie de chaque malade
par le médecin chef de service.

Dans les *hôpitaux militaires*, il est signé tous les mois par le médecin aide-major et
par le médecin traitant; ce dernier le signe également à la sortie de chaque malade.

Les cahiers de visite sont conservés par les corps de troupe et par les hôpitaux deux
ans après l'année qu'ils concernent; ils sont ensuite incinérés.

SALLE N° . LIT N° .

NOMS ET PRÉNOMS.	CORPS.	DATES.		MU-TATIONS.
		de l'invasion de la maladie.	de l'entrée à l'hôpital.	

Jours du mois.	ALIMENTS		BOISSONS ALIMENTAIRES		REMÈDES ET PRESCRIPTIONS.	OBSERVA-TIONS.
	DU MATIN.	DU SOIR.	du matin.	du soir.		

<table>
<tr><td>

· DIVISION

de

—

Visite du ___ 191 .

</td><td>

MINUTE

DU RELEVÉ PARTICULIER.

———

</td><td>

Nº 231 F
de la Nomenclature
générale.

MODÈLE Nº 56.

—

Art. 227
du Règlement.

</td></tr>
</table>

Officiers
ou
sous-officiers
et soldats.
- Grand régime.
- Petit régime.
- Régime spécial.
- Diètes .... { lactées. / absolues. }

1er déjeuner..
- Café noir.
- Café au lait.
- Chocolat à l'eau.
- Chocolat au lait,
- Lait simple.
- Soupe maigre.

Pain........
- Grand régime { 0 300 / 0 200 / 0 100 }
- Petit régime. { 0 150 / 0 100 / 0 050 }
- Pr pet. déjeuner 0 040

Vin..........
- à 10 centilitres.
- à 20 —
- à 25 —
- à 50 —

TOTAL :

litres.

Lait.........
- à 25 centilitres.
- à 50 —

TOTAL :
litres.

Bière *ou* cidre.
- à 25 centilitres.
- à 50 —
- à 75 —

TOTAL :

litres.

Thé sucré.
Bouillon.
Soupe.
Panade.

Potages......
- Pâte d'Italie.
- Riz
- Semoule.
- Tapioca.
- Vermicelle.

Viande.
Volaille.
Poissons.

Œufs........
- sur le plat.
- en omelette.
- à la coque.

TOTAL :

œufs.

Légumes.....

Dessert.. ...

NOTA. — Il est établi une minu'e spéciale pour les officiers.

Mois d   19 .

• Division d

HOPITAL MILITAIRE D

SERVICE DE SANTÉ.

N° 231 D
de la Nomenclature
générale.

MODÈLE N° 57.

Art. 227
du Règlement.

RELEVÉ PARTICULIER des prescriptions faites à la visite du
19_ , *par M.*   *, médecin traitant.*

TABLEAU N° 1. — *Effectifs.*

A	NOMBRE DE MALADES.					
	Officiers supérieurs.	Offi. ciers.	Adjudants.	Sous-officiers.	Soldats.	TOTAL.
	1	2	3	4	5	6
Restants le matin..........						
Entrés....................						
TOTAUX............						

TABLEAU N° 2. — *Régimes prescrits.*

A	GRAND RÉGIME.	PETIT RÉGIME.	RÉGIME SPÉCIAL.	DIÈTE		TOTAL	OBSERVATIONS.
				lactée.	absolue.		
	1	2	3	4	5	6	7
Matin							
Soir..							

TABLEAU N° 3. — *Pain.*

A	GRAND RÉGIME			PETIT RÉGIME			
	300 gr.	200 gr.	100 gr.	150 gr.	100 gr.	50 gr.	
	1	2	3	4	5	6	7
Matin							
Soir..							

TABLEAU N° 3. — *Boissons.*

BOISSONS PRESCRITES. A	MATIN.		SOIR.	
	Litres.	Centilitres.	Litres.	Centilitres.
	1	2	3	4
Vin...........................				
Lait..........................				
Lait (pour diète lactée)........				
Bière.........................				
Cidre.........................				
Thé sucré.....................				

TABLEAU Nº 4. — *Aliments du petit régime et du régime spécial.*

ALIMENTS PRESCRITS.	MATIN.			SOIR.		
A	Gras. 1	Maigre. 2	Au lait. 3	Gras. 4	Maigre. 5	Au lait. 6
Bouillon................						
Soupe.................						
Panade................						
Potages { Pâtes d'Italie.......						
Semoule...........						
Tapioca...........						
Vermicelle.........						

PETITS DÉJEUNERS.	MATIN. 1	SOIR. 2
A		
Café noir..............		
Café au lait............		
Chocolat à l'eau........		
Chocolat au lait........		
Lait simple............		
Soupe maigre..........		

TABLEAU Nº 4. (Suite.) — *Aliments du petit régime et du régime spécial.*

ALIMENTS PRESCRITS.	MATIN. 1	SOIR. 2	ALIMENTS PRESCRITS.	MATIN. 1	SOIR. 2
A			A		
Viande rôtie..............			Desserts au kilog. { Cerises............		
Côtelette.................			Confitures......		
Befsteak.................			Dattes..........		
Œufs sur le plat..........			Figues fraîches.		
— en omelette.........			Figues sèches..		
— à la coque...........			Mendiants......		
Poisson frais.............			Fraises.........		
Lièvres..................			Framboises		
Lapins..................			Fromages		
Charcuterie..............			Groseilles.......		
Poulets et canards........			Pruneaux.......		
Perdreaux...............			Prunes.........		
Pigeons.................			Raisins frais...		
Dindons.................			Suppléments des officiers supérieurs et des sous-officiers. {	...	
Légumes frais ordinaires...				...	
Légumes fins.............				...	
Légumes secs............				...	
Desserts au nombre { Abricots.......				...	
Biscuits........				...	
Oranges........				...	
Pêches.........					
Poires.........					
Pommes........					

NOTA. — Il sera toujours établi un relevé spécial pour les officiers.

Pour les boissons, la totalité des prescriptions devra ressortir en litres et centilitres ;

Pour les desserts au poids, en kilogrammes et grammes ;

Pour les desserts au nombre, en unités ;

Pour les œufs, en unités également.

Il est annexé au présent relevé bons pour entrants après la visite du matin.

Certifié conforme au cahier de visite :

A   , le   19 .

Le Médecin traitant,

SERVICE DE SANTÉ.

Hôpital militaire d

BON D'ALIMENTS OU DE MÉDICAMENTS.

Modèle Nº 50

Art. 214, 220 et 269
du Règlement.

Bon pour :

— 151 —

Vu :
Le Médecin traitant,

A

, le   19 .

Le Médecin de garde,

MODÈLE Nº 26.
—
• ARMÉE.
—
• CORPS D'ARMÉE.
—
• Trimestre 191 .

Nº 287
de la Nomenclature
spéciale.

SERVICE DE SANTÉ EN CAMPAGNE.

Désignation
de la
Formation sanitaire. {

M.   , officier d'administration gestionnaire.

CARNET DES FACTURES QUITTANCÉES.

Le présent carnet contenant   feuillets, a été coté et paraphé
par nous, Médecin-Chef de ladite formation sanitaire.

A   , le   191 .

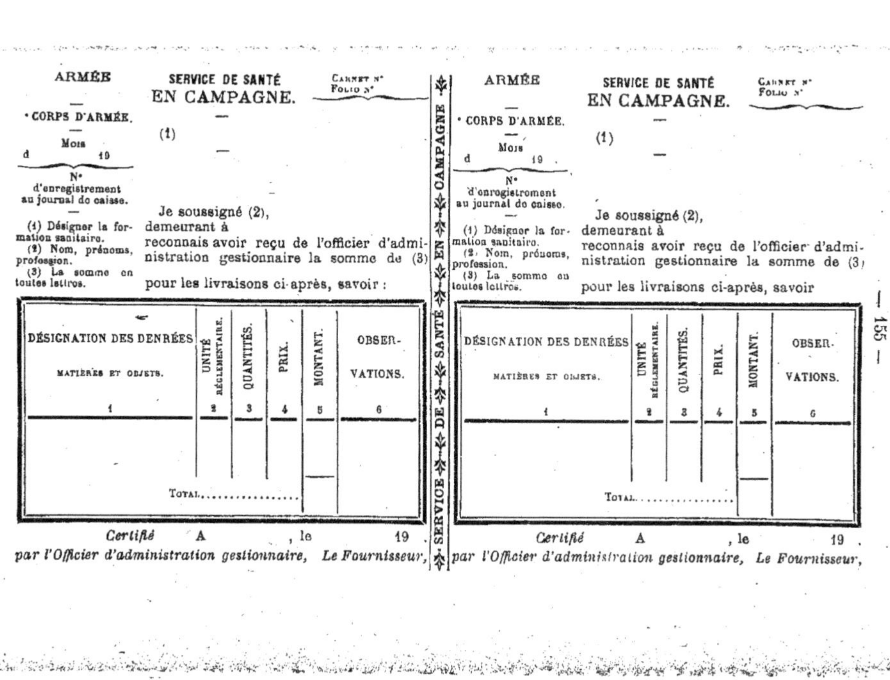

ARMÉE

SERVICE DE SANTÉ
EN CAMPAGNE.

CARNET N°
FOLIO N°

• CORPS D'ARMÉE.

Mois

d   19

N°
d'enregistrement
au journal de caisse.

(1) Désigner la for-
mation sanitaire.
(2) Nom, prénoms,
profession.
(3) La somme en
toutes lettres.

(1)

Je soussigné (2),
demeurant à
reconnais avoir reçu de l'officier d'administration gestionnaire la somme de (3)

pour les livraisons ci-après, savoir :

DÉSIGNATION DES DENRÉES MATIÈRES ET OBJETS.	UNITÉ RÉGLEMENTAIRE.	QUANTITÉS.	PRIX.	MONTANT.	OBSER- VATIONS.
1	2	3	4	5	6
TOTAL.					

Certifié   A   , le   19
par l'Officier d'administration gestionnaire,   Le Fournisseur,

ARMÉE

SERVICE DE SANTÉ
EN CAMPAGNE.

CARNET N°
FOLIO N°

• CORPS D'ARMÉE.

Mois

d   19

N°
d'enregistrement
au journal de caisse.

(1) Désigner la for-
mation sanitaire.
(2) Nom, prénoms,
profession.
(3) La somme en
toutes lettres.

(1)

Je soussigné (2),
demeurant à
reconnais avoir reçu de l'officier d'administration gestionnaire la somme de (3)

pour les livraisons ci-après, savoir

DÉSIGNATION DES DENRÉES MATIÈRES ET OBJETS.	UNITÉ RÉGLEMENTAIRE.	QUANTITÉS.	PRIX.	MONTANT.	OBSER- VATIONS.
1	2	3	4	5	6
TOTAL.					

Certifié   A   , le   19
par l'Officier d'administration gestionnaire,   Le Fournisseur,

(²)

Poudrerie nationale
d (3)

N° 75 du livre-journal
des recettes
et des dépenses.

(1) Cette expédition est
mise à l'appui du mandat
de payement.
Lorsque la dépense
n'excède pas 10 francs
elle n'est pas établie.
(2) Gouvernement mi-
litaire d   ou * région
ou division d
(3) Désignation de la
place - ou de l'établissement.
(4) Artillerie, fourra-
ges, génie, etc.
(5) Fournitures ou tra-
vaux.
(6) Marché ou conven-
tion ou autorisation d

Expédition pour l'ordonnancement (1).

EXERCICE 1901.

2ᵉ TRIMESTRE.

SERVICE DES (4) POUDRES ET SALPÊTRES.

1ʳᵉ SECTION DU BUDGET.

CHAPITRE 47. — ARTICLE 1ᵉʳ.

Article 2, § 3, de l'ins-
truction du 17 mars
1904.

N° 499
de la nomenclature.

Timbre
de dimension
de 0 fr. 60.

Déposé cejourd'hui et
inscrit immédiatement
sous le n° 80 au registre
spécial d'entrée des piè-
ces de comptabilité.
A Versailles, le 4 mai 1901.

Le Directeur,

A...

FACTURE des (5) *fournitures exécutées par M. Vallette, demeurant
à   , rue   , n°   , du 15 au 30 avril 1901,
en exécution de* (6) *l'autorisation ministérielle du   190 .*

DATES des livraisons, des travaux, etc.	DÉSIGNATION DES FOURNITURES, TRAVAUX, ETC. (Inscrire et totaliser les dépenses par rubriques budgétaire.)	QUANTI-TÉS.	PRIX de l'unité.	DÉ-COMPTE.
			fr. c.	fr. c.
1901	*Frais d'exploitation générale.*			
10 avril.	Débitage de bois tendre............	388ᵐ,15	0 50	194 07
Id.	— de bois dur...............	32ᵐ,63	0 80	26 10
				220 17
	Bâtiments et machines.			
20 avril.	Sapin en planches...............	19ᵐ,57	3 57	71 29
Id.	—	7ᵐ,36	4 09	30 10
Id.	—	28ᵐ,04	5 44	144 13
Id.	Sapin en voliges...............	9ᵐ,20	2 64	24 29
				269 81
	A reporter...............			489 08

(3)

Poudrerie nationale
d (4)

N° 75 du livre-journal
des recettes
et des dépenses.

(1) Lorsque la dépense
n'excède pas 10 francs, il
n'est établi qu'une seule
expédition de la facture
pour être mise à l'appui
de la liquidation (art. 179
du règlement du 3 avril
1869).
(2) Numéro d'inscrip-
tion sur le bordereau trimestriel des dépenses
payées sur mandats di-
rects.
(3) Gouvernement mi-
litaire d   ou * région
ou division d
(4) Désignation de la
place ou de l'établisse-
ment.

Expédition pour la liquidation (1).

N° (2)

EXERCICE 1901.

2ᵉ TRIMESTRE.

SERVICE DES (5) POUDRES ET SALPÊTRES.

1ʳᵉ SECTION DU BUDGET.

CHAPITRE 47. — ARTICLE 1ᵉʳ.

Article 2, § 3, de l'ins-
truction du 17 mars
1904.

N° 499
de la nomenclature.

Déposé cejourd'hui et
inscrit immédiatement
sous le n° 80 au registre
spécial d'entrée des piè-
ces de comptabilité.
A Versailles, le 4 mai 1901

Le Directeur,

A...

(5) Artillerie, fourra-
ges, génie, etc.
(6) Fournitures ou tra-
vaux.
(7) Marché, convention
ou autorisation d

FACTURE des (6) *fournitures exécutées par M. Vallette, demeurant
à   , rue   , n°   , du 15 au 30 avril 1901,
en exécution de* (7) *l'autorisation ministérielle du   190 .*

DATES des livraisons, des travaux, etc.	DÉSIGNATION DES FOURNITURES, TRAVAUX, ETC. (Inscrire et totaliser les dépenses par rubrique budgétaire.)	QUANTI-TÉS.	PRIX de l'unité.	DÉ-COMPTE.
			fr. c.	fr. c.
1901	*Frais d'exploitation générale.*			
10 avril.	Débitage de bois tendre............	388ᵐ,13	0 50	194 07
Id.	— de bois dur...............	32ᵐ,03	0 80	26 10
				220 17
	Bâtiments et machines.			
20 avril.	Sapin en planches...............	19ᵐ,57	3 57	71 29
Id.	—	7ᵐ,36	4 09	30 10
Id.	—	28ᵐ,04	5 14	144 13
Id.	Sapin en voliges...............	9ᵐ,20	2 64	24 29
				269 81
	A reporter...............			489 08

DATES des livraisons, des travaux, etc.	DÉSIGNATION DES FOURNITURES, TRAVAUX, ETC. (Inscrire et totaliser les dépenses par rubrique budgétaire.)	QUANTI- TÉS.	PRIX de l'unité.	DÉ- COMPTE.
				fr. c.
	Report........			489 98
	TOTAL....................			489 98

(1)

CERTIFIÉ la présente facture à la somme de quatre cent quatre-vingt-neuf francs quatre-vingt-dix-huit centimes.

A , le 3 mai 1901.

VALLETTE.

Les (2) membres du conseil d'établissement certifient que le service a été bien exécuté.

A , le 5 mai 1901.

A...   B...

PAYEMENT ET IMPUTATIONS.

		fr. c.
		489 98

La facture s'élève à la somme de........................

Il a été payé par acomptes, suivant les mandats dont le détail suit :

A , le n° .... »

A , le n° ....

Reste à ordonnancer pour solde............ 489 98

À DÉDUIRE :

Les imputations dé-taillées dans l'ordre de reversement annexé à la 1re expédition de la facture et dont le montant a été versé au Trésor au titre des...... { Recettes accidentelles à différents titres. (Récépissé n° du (3). Reversements de fonds sur les dépenses des ministères.......... (Récépissé n° du (3). } »

SOMME nette à payer........ 489 98

Vu et vérifié la présente facture s'élevant à la somme de quatre cent quatre-vingt-neuf francs quatre-vingt-dix-huit centimes, de laquelle, déduisant les acomptes détaillés ci-dessus, il reste à ordonnancer la somme de quatre cent quatre-vingt-neuf francs quatre-vingt-dix-huit centimes, laquelle a été mandatée ce jour sous le n° 205.

A , le 10 mai 1901.

Le (4) Directeur,

A......

(1) Constatation, lorsqu'il y a lieu, par le service du génie, de l'exécution des travaux et du l'application des prix.

(2) Les membres du conseil d'administration ou l'officier d'administration comptable, etc.

(3) Cette indication sera portée lorsque le récépissé de versement sera parvenu à l'ordonnateur.

(4) Désignation de l'ordonnateur.

DATES des livraisons, des travaux, etc.	DÉSIGNATION DES FOURNITURES, TRAVAUX, ETC. (Inscrire et totaliser les dépenses par rubrique budgétaire.)	QUANTI- TÉS.	PRIX de l'unité.	DÉ- COMPTE.
				fr. c. 489 98
	TOTAL....................			489 98

(1)

CERTIFIÉ la présente facture à la somme de quatre cent quatre-vingt-neuf francs quatre-vingt-dix-huit centimes.

A , le 3 mai 1901.

VALLETTE.

Les (2) membres du conseil d'établissement certifient que le service a été bien exécuté.

A , le 5 mai 1901.

A...   B...

PAYEMENT ET IMPUTATIONS.

		fr. c.
		489 98

La facture s'élève à la somme de........................

Il a été payé par acomptes, suivant les mandats dont le détail suit :

A , le n° .... »

A , le n° ....

Reste à ordonnancer pour solde............ 489 98

À DÉDUIRE :

Les imputations dé-taillées dans l'ordre de reversement ci-annexé et dont le montant est versé au Trésor au titre des.......... { Recettes accidentelles à différents titres. Reversements de fonds sur les dépenses des ministères.......... } »

SOMME nette à payer........ 489 98

Vu et vérifié la présente facture s'élevant à la somme de quatre cent quatre-vingt-neuf francs quatre-vingt-dix-huit centimes, de laquelle, déduisant les acomptes détaillés ci-dessus, il reste à ordonnancer la somme de quatre cent quatre-vingt-neuf francs quatre-vingt-dix-huit centimes, laquelle a été mandatée ce jour sous le n° 205.

A , le 10 mai 1901.

Le (3) Directeur,

A...

(1) Constatation, lorsqu'il y a lieu, par le service du génie, de l'exécution des travaux et de l'application des prix.

(2) Les membres du conseil d'administration ou l'officier d'administration comptable, etc.

(3) Désignation de l'ordonnateur.

Les factures à talon portant la mention service courant de guerre sont jaunes.

Les factures à talon portant la mention service courant sont blanches; celles portant la mention réserve

Gallo Serv. de Santé.

11

COMPTABILITÉ-MATIÈRES DE LA GUERRE

TALON (left panel)

*CORPS D'ARMÉE ou DIVISION d PLACE d

N° d'enregistrement au journal des comptes-matières.

NOTA. Le présent talon, ayant uniquement pour objet de faciliter le contrôle administratif, n'est point soumis à la formalité du timbre.

(1) De son marché en date du ou de l'ordre de en date du

SERVICE COURANT ou RÉSERVE DE GUERRE.

SERVICE

D Désignation de l'établissement {

* SECTION DU BUDGET.

CHAP. ART.

ENTRÉE.

N° 362 de la nomenclature.

MODÈLE N° 2.

Art. 48 (§ III) de l'instructions du 30 décembre 1902.

TALON de la facture des fournitures faites par M. demeurant à rue n° du au en exécution d (1)

NUMEROS de la classification		NATURE DE LA DÉPENSE et dénomination des matières et objets.	Unité réglementaire	QUANTITÉS.	Prix de l'unité.	MONTANT en argent.	Observations.
sommaire.	détaillée.						
		A reporter......					

FACTURE (right panel)

*CORPS D'ARMÉE ou DIVISION d PLACE d

N° d'enregistrement au journal des comptes-matières.

(1) Cette formule n'est employée que pour des dépenses qui font l'objet de mandat directs.
Pour les fournitures acquittées sur mandats d'avances, il est fait usage des formules modèles n°s 2 A et 2 B.
(2) De son marché en date du ou de l'ordre de en date du
(3) Grade et qualité de l'ordonnateur.

SERVICE COURANT ou RÉSERVE DE GUERRE.

SERVICE

D Désignation de l'établissement. {

* SECTION DU BUDGET.

CHAP. ART.

ENTRÉE.

N° 362 de la nomenclature.

MODÈLE N° 2.

Art. 48 (§ III) de l'instruction du 30 décembre 1902

Déposé aujourd'hui et inscrit immédiatement, sous le n° au registre spécial d'entrée des pièces de comptabilité.

A , le 19
Le (3)

FACTURE (1) des fournitures faites par M. demeurant à rue n° du en exécution de (2) au

NUMEROS de la classification		NATURE DE LA DÉPENSE et dénomination des matières et objets.	Unité réglementaire	QUANTITÉS.	Prix de l'unité.	MONTANT en argent.	Observations.
sommaire.	détaillée.						
		A reporter......					

NUMÉROS de la classification		NATURE DE LA DÉPENSE et dénomination des matières et objets.	Unité réglementaire.	QUANTI-TÉS.	Prix de l'unité.	MONTANT en argent.	Observations.
som-maire.	détail-lée.						
		Report.........					
		MONTANT total de la facture					

La présente facture montant à la somme to-tale de   certifiée véritable par le fournisseur soussigné.

Vu :

A   , le   19

Le (1)

Reçu et pris en charge les quantités ci-dessus.

A   , le   19

L   *comptable,*

PAYEMENTS ET IMPUTATIONS.

	fr.	c.
La facture s'élève à la somme de................
Il a été payé par acompte suivant les mandats dont le détail suit :
A   , le   n°........
A   , le   n°........
A   , le   n°........
A   , le   n°........

RESTE à ordonnancer pour solde..........

A déduire les imputations détaillées dans l'ordre du reversement ci-an-nexé, dont le montant doit être versé au Trésor au titre des............ { recettes accidentelles à dif-férents titres.......... reversements de fonds sur les dépenses des ministères }

SOMME NETTE à payer..............

(1) Sous-intendant mili-taire, Sous-directeur, Com-mandant de l'artillerie, Chef de l'établissement, Chef du génie ou Médecin-chef.
(2) Grade et qualité de l'ordonnateur secondaire.

Vu et VÉRIFIÉ la présente facture s'élevant à la somme totale de   de laquelle, déduisant les acomptes détaillés ci-dessus, il reste à ordonnancer la somme de   laquelle a été mandatée ce jour sous le n°

A   , le   19

Le (2)

NUMÉROS de la classification		NATURE DE LA DÉPENSE et dénomination des matières et objets.	Unité réglementaire.	QUANTI-TÉS.	Prix de l'unité.	MONTANT en argent.	Observations.
som-maire.	détail-lée.						
		Report.........					
		MONTANT total de la facture					

Le soussigné certifie que le présent talon est con-forme à la facture dont il a été détaché et qui s'é-lève à la somme de

A   , le   19

Vu :

(1)

Reçu et pris en charge les quantités ci-dessus.

A   , le   19

Le (2)

L   *comptable.*

PAYEMENTS ET IMPUTATIONS.

	fr.	c.
La facture s'élève à la somme de................
Il a été payé par acompte, suivant les mandats dont le détail suit :
A   , le   n°........
A   , le   n°........
A   , le   n°........
A   , le   n°........

RESTE à ordonnancer pour solde............

Les imputations dont le détail est joint à la facture s'élèvent à l. somme de ....

SOMME NETTE à payer ....

(1) Signature du fournis-seur.
(2) Sous-intendant mili-taire, Sous-directeur, Com-mandant de l'artillerie, Chef de l'établissement, Chef du génie ou Médecin-chef.
(3) Grade et qualité de l'ordonnateur secondaire.

MODE DE PAYEMENT DU SOLDE.

Sur mandat n°   , délivré par le soussigné le   , confor-mément à la facture inscrite sous le n°   du registre spécial d'entrée des pièces de comptabilité de l'ordonna-teur.

Le (3)

SERVICE COURANT

ou

RÉSERVE DE GUERRE.

SERVICE

Numéro 362 *bis*
de la nomenclature.

MODÈLE Nº 2 *bis*.

Art. 48 (§ III) de l'in-
struction du 30 dé-
cembre 1902.

᷉ CORPS D'ARMÉE

ou

DIVISION D

PLACE

d

Copie.

d

Nº   d'enregistrement
au journal
des comptes-matières.

Désignation
de
l'établis sement.

(1) De son marché en
date du
ou de l'ordre de
en date du

᷉ SECTION DU BUDGET

CHAP.   , ART.

Déposé cejourd'hui et
inscrit immédiatement sous
le nº   , au registre spécial d'entrée des pièces de
comptabilité.

A   , le   19

Le

Signé

ENTRÉE.

FACTURE

des fournitures faites par M.
demeurant à
du   au   , en exécution
de (1)

NUMÉROS de la CLASSIFICATION		NATURE DE LA DÉPENSE et dénomination DES MATIÈRES ET OBJETS.	UNITÉ RÉGLE-MENTAIRE	QUAN-TITÉS.	PRIX de L'UNITÉ.	MONTANT en ARGENT.	OBSERVATIONS.
sommaire.	détaillée.						
		A reporter............................					

Les factures portant la mention *service courant* sont blanches; celles portant la mention
réserve de guerre sont jaunes.

NUMÉROS de la CLASSIFICATION		NATURE DE LA DÉPENSE et dénomination DES MATIÈRES ET OBJETS.	UNITÉ RÉGLE-MENTAIRE	QUAN-TITÉS.	PRIX de L'UNITÉ.	MONTANT en ARGENT.	OBSERVATIONS.
sommaire.	détaillée.						
		Report..........................					
		MONTANT TOTAL de la facture........................					

La présente facture montant à la somme totale de
certifiée véritable par le fournisseur soussigné.

A   , le   19   .

Signé :

Vu :   Reçu et pris en charge les quantités ci-dessus :

Le

A   , le   19   .

Signé :   *L*   *comptable,*

Signé :

PAYEMENTS ET IMPUTATIONS.

La facture s'élève à la somme de............................... | fr. | c.

Il a été payé par acompte, suivant les mandats dont le détail suit :

A   , le   n°   .....
A   , le   n°   .....
A   , le   n°   .....
A   , le   n°   .....

RESTE à ordonnancer pour solde..................

A DÉDUIRE : Les imputations détaillées dans / recettes accidentelles à diffé-
l'ordre de reversement ci-annexé,   rents titres............
dont le montant doit être versé   reversements de fonds sur les
au Trésor au titre des.........   (dépenses des ministères...

SOMME NETTE à payer............................

Vu et VÉRIFIÉ la présente facture s'élevant à la somme totale de
de laquelle, déduisant les acomptes détaillés ci-dessus,
il reste à ordonnancer la somme de   laquelle a été mandatée
ce jour sous le n°

A   , le   19   .

Le

Pour copie conforme :   *Signé :*

Le (1)

(1) Grade et qualité de
l'ordonnateur secondaire.

SERVICE DE SANTÉ.

Désignation
de la
Formation sanitaire.

CARNET A SOUCHE DE BONS DÉLIVRÉS.

MODÈLE N° 109.

Article 466 et Notice
n° 10 du Règlement.

PLACE D

SERVICE DE SANTÉ.

Désignation
de la
Formation sanitaire.

CARNET A SOUCHE DE BONS DÉLIVRES.

Le présent carnet, contenant   feuillets, a été coté et paraphé
par nous, Médecin-Chef dudit établissement.

A   , le   19   .

INSTRUCTION.

Chaque feuillet comprend deux reçus reproduisant les mêmes renseignements, et
entre lesquels il suffit, au moment de l'emploi, de placer une feuille de papier carbone.
Le reçu au crayon encre à l'aniline est destiné au fournisseur ; l'autre, celui impres-
sionné par la feuille de papier carbone, constitue la souche qui reste adhérente au carnet.

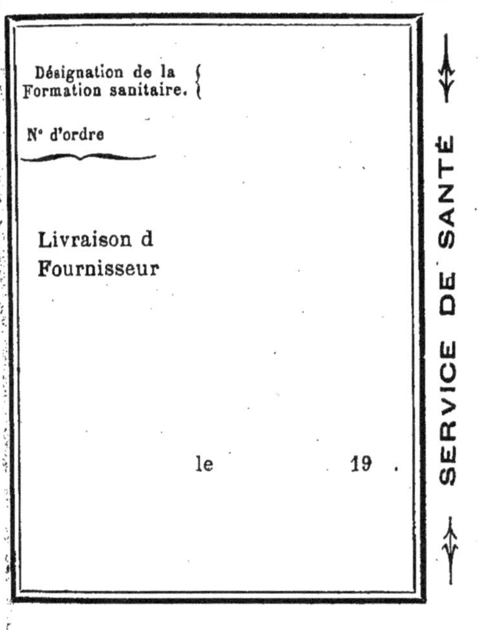

Désignation de la
Formation sanitaire.
N° d'ordre
Livraison d
Fournisseur
le   19 .
SERVICE DE SANTÉ

Désignation de la
Formation sanitaire.
N° d'ordre
Livraison d
Fournisseur
le   19 .
SERVICE DE SANTÉ

Désignation de la
Formation sanitaire. {

N° d'ordre

Reçu d
Fournisseur

A   , le   19
L'Officier d'administration gestionnaire,

SERVICE DE SANTÉ

Désignation de la {
Formation sanitaire. {

N° d'ordre

Reçu d
Fournisseur

A   , le   19
L'Officier d'administration gestionnaire,

SERVICE DE SANTÉ

CORPS D'ARMÉE
ou
GOUVERNEMENT MILITAIRE
de

—

PLACE

d

MODÈLE Nº 94.

—

Notices nº 10 et 26
annexées au Règle-
ment.

SERVICE DE SANTÉ.

Hôpital militaire d

CARNET A SOUCHE

des reçus délivrés par l'Officier d'administration gestionnaire aux parties prenantes des fournitures ou cessions faites à titre onéreux.

Le présent carnet, contenant   feuillets, celui-ci et le dernier compris, a été coté et paraphé par nous, Médecin-Chef dudit établissement.

A   le   19

NU-MÉROS d'ordre. 1	DATES. 2	DÉSIGNATION DES PARTIES prenantes. 3	CORPS ou SERVICES. 4
			Report...

A reporter...............

MONTANT DES FOURNITURES.					TOTAL	
MÉDI-GA-MENTS 5	OBJETS de panse-ment. 6	BAINS. 7	REPAS 8	9	en CHIFFRES 10	en toutes LETTRES. 11

✤✤ MINISTÈRE DE LA GUERRE ✤✤ MINISTÈRE DE LA GUERRE ✤✤

N°   Reçu de
la somme de
A   le   19
L'Officier d'administration, gestionnaire,

N°   Reçu de
la somme de
A   le   19
L'Officier d'administration, gestionnaire,

N°   Reçu de
la somme de
A   le   19
L'Officier d'administration, gestionnaire,

N°   Reçu de
la somme de
A   le   19
L'Officier d'administration, gestionnaire,

N°   Reçu de
la somme de
A   le   19
L'Officier d'administration, gestionnaire,

N°   Reçu de
la somme de
A   le   19
L'Officier d'administration, gestionnaire,

N°   Reçu de
la somme de
A   le   19
L'Officier d'administration, gestionnaire,

ᵉ CORPS D'ARMÉE
ou
GOUVERNEMENT
MILITAIRE

d

PLACE d

MODÈLE Nº 80.
—
Article 383 et Notice nº 10
du Règlement.

SERVICE DE SANTÉ.

HOPITAL MILITAIRE d

M.   , officier d'administration, gestionnaire.

CARNET

DES ACHATS SUR PLACE SANS FACTURE.

Le présent carnet, contenant   feuillets, a été coté et paraphé par nous, Médecin-Chef dudit établissement, pour servir à l'inscription journalière des achats sur place effectués par l'officier d'administration gestionnaire.

A   , le   19   .

DATE DES ACHATS.	NOMS ET DEMEURES des vendeurs.	DÉNOMINATION des OBJETS ACHETÉS.	COMMENT LES ACHATS ont eu lieu.				CONVERSION, S'IL Y A LIEU, en unités réglementaires				OBSERVATIONS.
			Unité servant de base.	Quantités achetées.	Prix de l'unité.	Montant des sommes payées.	Espèce d'unité.	Quantités réglementaires achetées.	Prix par unité réglementaire.	Montant.	

Les bordereaux à talon, portant la mention service courant, tant la mention réserve de guerre sont sur papier blanc; ceux portant la mention réserve de guerre sont sur papier jaune

Guide Serv. de Santé.

CORPS D'ARMÉE
ou
DIVISION d

PLACE
d

Nᵒ d'enregistrement au journal des comptes-matières.

SERVICE COURANT
ou
RÉSERVE DE GUERRE.

SERVICE

D

Désignation de l'établissement.

• SECTION DU BUDGET.

CHAPITRE , ARTICLE

ENTRÉE.

Nᵒ 363 de la nomenclature.

MODÈLE Nᵒ 4.

Art. 48 (§ IX) de l'instruction du 30 décembre 1902.

TALON du bordereau récapitulatif des matières et objets achetés sans marché du au 19 , et des payements effectués.

NUMÉROS de la classification		DÉNOMINATION des MATIÈRES ET OBJETS.	Unité réglementaire.	QUANTI-TÉS.	Prix de l'unité.	MONTANT en argent.	Observations.
sommaire.	détaillée.						
						TOTAL	

, le 19

Le Comptable.

COMPTABILITÉ-MATIÈRES DE LA GUERRE.

CORPS D'ARMÉE.
ou
DIVISION d

PLACE
d

Nᵒ d'enregistrement au journal des comptes-matières.

SERVICE COURANT
ou
RÉSERVE DE GUERRE.

SERVICE

D

Désignation de l'établissement.

• SECTION DU BUDGET.

CHAPITRE , ARTICLE

ENTRÉE.

Nᵒ 363 de la nomenclature.

MODÈLE Nᵒ 4.

Art. 48 (§ IX) de l'instruction du 30 décembre 1902.

BORDEREAU RÉCAPITULATIF des matières et objets achetés sans marché du au 19 , et des payements effectués.

NUMÉROS de la classification		DÉNOMINATION des MATIÈRES ET OBJETS.	Unité réglementaire.	QUANTI-TÉS.	Prix de l'unité.	MONTANT en argent.	Observations.
sommaire.	détaillée.						
						TOTAL	

A , le 19

Le Comptable,

175

Récapitulation des factures et quittances.

DATES des PAYEMENTS.	NOM ET QUALITÉ des CRÉANCIERS.	MONTANT des PAYEMENTS.	OBSERVATIONS.
	Total égal.......		

Le présent bordereau, montant à la somme de
, certifié sincère et véritable

Vu et vérifié :

Le (1)

A   , le   19

Le (2)

Reçu et pris en charge les quantités portées d'autre part.

A   , le   19

Le   Comptable,

Vu et vérifié le présent bordereau s'élevant à la somme de   laquelle a été payée par le comptable au moyen des avances qui lui ont été délivrées.

A   , le   19

Le (3)

(1) Sous-intendant militaire, Sous-directeur, Commandant de l'artillerie, Chef de l'établissement, Chef du génie ou Médecin-chef.
(2) Dans les services de l'artillerie et les poudres, l'agent spécial ; dans le service du génie, le gérant ; dans les autres, le comptable.
(3) Grade et qualité de l'ordonnateur.

COMPTABILITÉ-MATIÈRES DE LA GUERRE.

Récapitulation des factures et quittances.

DATES des PAYEMENTS.	NOM ET QUALITÉ des CRÉANCIERS.	MONTANT des PAYEMENTS.	OBSERVATIONS.
	Total égal.......		

Le soussigné certifie que le présent talon est conforme au bordereau dont il a été détaché et qui s'élève à la somme de

A   , le   19

(1)

Reçu et pris en charge les quantités portées d'autre part.

A   , le   19

Le   Comptable,

MODE DE PAYEMENT.

Sur mandats d'avances, délivrés par le soussigné, le bordereau dont le présent talon est détaché a été mis à l'appui du bordereau n°   des pièces et quittances remises au payeur

Le (2)

Vu et vérifié :

Le (1)

(1) Sous-intendant militaire, Sous-directeur, Commandant de l'artillerie, Chef de l'établissement, Chef du génie ou Médecin-chef.
(2) Grade et qualité de l'ordonnateur.

e CORPS D'ARMÉE
ou
GOUVERNEMENT
MILITAIRE
d

PLACE d

Mois d   19 .

N°   d'enregistrement
au registre-journal
des recettes et dépenses.

N°   d'inscription sur
le bordereau trimestriel.

MODÈLE N° 108.

Art. 465 et Notice
n° 10 du Règlement.

SERVICE DE SANTÉ.

HOPITAL MILITAIRE D

a) Primes de travail et gratifications aux sous-officiers rengagés et commissionnés.
b) Frais de culte.
Il sera établi un état d'émargement distinct pour chaque catégorie de dépenses.

ETAT *d'émargement des sommes payées pendant le mois d*
19   , pour (1)

NOMS.	GRADES ou EMPLOIS.	NOMBRE do.	PRIX.	DÉ-COMPTE.	ÉMARGEMENT.	CASE RÉSERVÉE à l'apposition du timbre-quittance.	OBSER-VATIONS.
1	2	3	4	5	6	7	8
				A reporter......			

NOTA. — Sur l'état d'émargement des sommes payées pour primes de travail et gratifications, on indiquera, dans la colonne 8, les tarifs d'après lesquels sont allouées les primes et les gratifications aux sous-officiers rengagés et commissionnés.

Sur l'état d'émargement des sommes payées pour *frais de culte* (honoraires de l'aumônier, de l'enfant de chœur, etc.), on indiquera dans la colonne *Observations* les noms et grades des décédés auxquels les dépenses sont applicables.

NOMS.	GRADES ou EMPLOIS.	NOMBRE de	PRIX.	DÉ-COMPTE.	ÉMARGEMENT.	CASE RÉSERVÉE à l'apposition du timbre-quittance.	OBSER-VATIONS.
1	2	3	4	5	6	7	8
Report........							
Total...........							

CERTIFIÉ le présent état d'émargement montant à la somme de

Vu :
Le Médecin-Chef,

A   , le   19 .

L'Officier d'administration   gestionnaire,

VU ET VÉRIFIÉ :
Le Directeur du service de santé,

MINISTÈRE
DE LA GUERRE.
(1)

EXERCICE 19 .

MODÈLE N° 30.
—
Art. 176 du Réglement.

DÉPARTEMENT

d

N° (2)

(1) Indiquer le corps d'armée, la région ou l'établissement.
(2) Il y aura une série de numéros par exercice.
(3) Cette date est celle de l'inscription par le payeur des avances sur le compte (mod. n° 29) des avances de fonds reçues par les gestionnaires.
(4) Désignation de l'agent spécial.

ᵉ SECTION.

CHAPITRE . — ARTICLE .

SERVICE D

Emploi de la ᵉ avance montant à la somme de

NOTA. Les dépenses doivent toujours être classées dans l'ordre des articles et subdivisions d'articles établi par la nomenclature.

BORDEREAU *des pièces et quittances remises au trésorier-payeur général d par le soussigné, pour raison de l'avance de francs qui lui a été faite pour le service ci-dessus indiqué, en vertu d mandat délivré le 19 , sous le n° par et dont le montant a été perçu aux caisses du Trésor le 19 (3).*

NUMÉRO d'ordre des quittances.	DÉSIGNATION des PARTIES PRENANTES.	NATURE DES DÉPENSES.	MONTANT des QUITTANCES.	INDICATION DES PIÈCES PRODUITES à l'appui des quittances des parties prenantes.
	TOTAL..............			

TOTAL du présent bordereau..................

A quoi il convient d'ajouter l'excédent de dépenses qui a eu lieu sur les avances antérieures. (V. le bordereau du).

TOTAL ....

Dont à déduire, à payer sur les avances ultérieures, la somme de....................

Reversement de la somme restée sans emploi, fait à la caisse suivant récépissé n° dont une déclaration est ci-jointe..

SOMME ÉGALE au montant de la ᵉ avance...

DÉPENSES TOTALES.

Montant du présent bordereau.............

Report du bordereau précédent.........

TOTAL GÉNÉRAL.

VU ET VÉRIFIÉ :

L (*)

Le trésorier-payeur général soussigné reconnaît avoir reçu les pièces et quittances énoncées dans le présent bordereau.

A , le 19 .

(*) A remplir par l'ordonnateur secondaire.

ARRÊTÉ le présent bordereau, comprenant pièces et quittances, à la somme totale de

A le 19

L (4)

CORPS D'ARMÉE
ou
GOUVERNEMENT
MILITAIRE

d

—

PLACE

d

—

TRIMESTRE 19 .

AVANCE.

BUDGET , CHAP. , ART.

MODÈLE Nº 109 *bis.*

Art. 467
du Règlement.

SERVICE DE SANTÉ.

HOPITAL MILITAIRE D

M.   *officier d'administration*   *gestionnaire.*

DEMANDE D'AVANCE DE FONDS.

ÉTAT

de demande d'avance de fonds présumés nécessaires pour acquitter les dépenses dudit service pendant le   e trimestre 19 .

	MONTANT.

SAVOIR :

Les dépenses présumées pour les frais d'exploitation s'élèvent à

A déduire pour avances reçues :

Mandat n°	du	19	.
Mandat n°	du	19	.
Mandat n°	du	19	.
Mandat n°	du	19	.
Mandat n°	du	19	.

RESTE à ordonnnancer pour montant à la   avance......

CERTIFIÉ le présent état de demande de fonds s'élevant à la somme de

VU et ARRÊTÉ le présent état de demande de fonds, montant, pour les causes y énoncées, à la somme de qui a été ordonnancée cejourd'hui par nous en un mandat n°
A   le   19 .
Le Directeur du service de santé,

A   ,le   19 .
L'Officier d'administration   gestionnaire,

Le Médecin-Chef,

(1) Nom et qualité du gestionnaire.
(2) Désignation de la qualité de l'ordonnateur secondaire.

MODÈLE N° 29.
Art. 175 du Règlement.

MINISTÈRE DE LA GUERRE.

SERVICE d

PLACE D

M (1)

COMPTE DES AVANCES DE FONDS
REÇUES PAR LE GESTIONNAIRE.

Le présent livre, contenant   feuillets, dont le premier et le dernier ont été paraphés, a été remis à M.
le   19 .

Le (2) :

NUMÉROS des MANDATS.	DATES DES MANDATS.	INSCRIPTION PAR L'AGENT DES FINANCES des avances faites au gestionnaire.	MONTANT.	CUMULATION.

PAYEMENTS JUSTIFIÉS PAR LES BORDEREAUX DE PIÈCES ET QUITTANCES				
REMIS AU COMPTABLE DU TRÉSOR.				
Numéros d'ordre des bordereaux de pièces et quittances.	Dates des bordereaux.	Montant.	Cumulation	Observations.

(1) Nom et qualité de l'ordonnateur
secondaire.

Vu par nous (1),

A   , le   19   .

ARMÉE.

—

e CORPS D'ARMÉE.

—

• DIVISION.

(1) Désigner la formation
sanitaire.

SERVICE DE SANTÉ EN CAMPAGNE.

(1)

M , Officier d'administration gestionnaire.

JOURNAL DE CAISSE.

Le présent registre, contenant feuillets,
celui-ci et le dernier compris, a été coté et parafé par nous, Médecin-Chef de
ladite formation sanitaire.

A , le 19 .

Nota. — L'Officier d'administration gestionnaire inscrit sur ce registre, dans l'ordre chronologique, toutes les recettes et toutes les dépenses effectuées au titre de la formation.

Le journal de caisse n'a pas de durée déterminée ; toutefois, les opérations sont arrêtées et balancées en fin de trimestre.

DATES.	N°ˢ D'ORDRE		DÉTAIL DES RECETTES et DES DÉPENSES.	MONTANT	
	des recettes.	des dépenses.		des RECETTES.	des DÉPENSES.
			Totaux *ou* à reporter.....		

MINISTÈRE
DE LA GUERRE.
(1)

DÉPARTEMENT
d

PLACE d

Nᵒ d'ordre :

(1) Indiquer le corps d'armée, la région ou l'établissement.
(2) Porter en toutes lettres la somme totale à reverser.
(3) Indiquer le nom et la qualité de l'ordonnateur signataire de l'ordre de reversement.

MODÈLE Nᵒ 31

ORDRE DE REVERSEMENT.

Art. 93 et 183 du règlement.

EXERCICE 19 . .

e SECTION.

CHAPITRE   , ARTICLE   .

- SERVICE

Conformément aux dispositions du règlement du 3 avril 1869 sur la comptabilité des dépenses du Département de la guerre,   est requis de verser dans la caisse du   la somme dont le détail suit, pour les motifs ci-après énoncés, SAVOIR :

DÉSIGNATION DE ORDONNANCE OU mandat sur l quel doi porter le reversement.			MOTIFS D REVERSEMENT A OPÉRER.	MONTANT D SOMME à reverser.	OBSERVATIONS.
Numéro. 1	Date. 2	Montant. 3	4	5	6
					NOTA. — Indiquer dans cette colonne le compte au titre duquel le reversement est effectué : Reversements de fonds sur les dépenses des ministères ; Recettes accidentelles à différents titres.

NOTA. — Lorsque le reversement correspond à un service exécuté par l'État (travaux, cessions de matières ou de main-d'œuvre) pour le compte de particuliers ou d'établissements privés, le présent ordre doit être appuyé d'états contenant le décompte des sommes avancées ou, à défaut de ces états, mentionner au verso le détail des sommes mises en recouvrement, les bases sur lesquelles elles ont été calculées et, s'il y a lieu, les tarifs ou les conventions qui régissent les cessions.

Le présent ordre de reversement, montant à la somme de (2)

délivré par nous (3)

A   , le   19

SERVICE DE SANTÉ EN CAMPAGNE.

Désignation
de
l'Ordonnateur.
{

M.   , médecin inspecteur, directeur du service de santé du   e corps d'armée.

M.   ⁄   , médecin principal de   e classe, chef du service de santé des étapes de la   e armée.

M.   , médecin-major de   e classe, médecin divisionnaire de la   e division.

M.   , sous-intendant militaire.

*RELEVÉ détaillé des mandats d'avances émis au titre
du   e trimestre 191   .*

NOMS, GRADES ET FONCTIONS des officiers d'administration gestionnaires, bénéficiaires des mandats d'avances.	MANDATS ÉMIS.			OBSERVATIONS.
	NUMÉ- ROS.	DATES.	MONTANT.	
M. Paris, officier d'administration de e classe, gestionnaire de l'ambulance 4/18.	37 145 210	2 février 1916 2 mars 1916 4 avril 1916	75 » 75 » 75 »	}Chapitre 35.
	15 75 184 342	6 janvier 1916 8 février 1916 10 mars 1916 12 avril 1916	4.000 » 4.000 » 4.000 » 684 36	}Chapitre 36.

Aux armées, le   191 .

L'Ordonnateur,

Ce relevé, *positif* ou *négatif*, est adressé au Bureau de Comptabilité du service de
santé des armées, 1, rue Lacretelle, Paris (XVᵉ), le 10 des mois de mai, août, novembre
et le 1ᵉʳ mars.

Exécution de la D. M
n° 1269, Contentieux, du
28 septembre 1917.

• TRIMESTRE 191 .

SERVICE DE SANTÉ EN CAMPAGNE.

Désignation
de
l'Ordonnateur.

M. , médecin inspecteur, directeur du service de santé du   e corps d'armée.

M. , médecin principal de   e classe, chef du service de santé des étapes de la   e armée.

M. , médecin principal de   e classe, médecin divisionnaire de la   e division.

M. , sous-intendant militaire.

Désignation
de la
Formation sanitaire.

*RELEVÉ détaillé des mandats directs émis au titre
du   e trimestre 191 .*

NUMÉROS.	MANDATS.		BÉNÉFICIAIRES DES MANDATS.	OBSERVATIONS.
	DATES.	MONTANT.		
1	4 février 1917	1.845 76	M. X. , à	
2	. . . .	. . . .	. . . .	

Aux armées, le   191 .

L'Ordonnateur,

Ce relevé, *positif ou négatif*, est adressé au Bureau de Comptabilité du service de santé
des armées, 1, rue Lacretelle, Paris (XV°), le 10 des mois de mai, août, novembre et
le 1er mars.

MINISTÈRE
DE LA GUERRE.

N° (1)

(1) Il y a une série de numéros par exercice. Les bordereaux comprenant les payements sur mandats d'*avances* portent les numéros impairs, les autres les numéros pairs.

(2) Gouvernement militaire d...
ou
Division d   , etc.

(3) Désignation de l'établissement.

SERVICE DE SANTÉ.

᎐ CORPS D'ARMÉE.
OU

(2)

(3)

EXERCICE 19 .

᎐ TRIMESTRE.

N° 575 *bis*
de la Nomenclature générale.

Articles 4 et 9 (I, § 6) de l'Instruction du 17 mars 1904.

(4) Intérieur
ou
Algérie-Tunisie, suivant le cas.
(5) Hôpitaux militaires
ou
Magasins d'approvisionnements et Dépôts de matériel.

Nombre de pièces :

1re SECTION. — TROUPES MÉTROPOLITAINES.

(4)

CHAPITRE . — ARTICLE

ÉTABLISSEMENTS DU SERVICE DE SANTÉ.
(MATÉRIEL D'EXPLOITATION.)

(5)

DÉPENSES ACQUITTÉES SUR MANDATS DIRECTS.

Ne pas comprendre sur le présent bordereau les mandats directs concernant le personnel d'exploitation (prélèvements sur les salaires, sommes revenant aux ouvriers décédés).

BORDEREAU TRIMESTRIEL
des dépenses faites pour le compte de l'établissement désigné ci-dessus pendant le   ᵉ trimestre.

DÉSIGNATION DES CRÉANCIERS.	DÉPENSES ENGAGÉES et suivies par l'administration centrale.		DÉPENSES SUIVIES PAR LES SERVICES EXTÉRIEURS.																											MONTANT TOTAL DE LA DÉPENSE.	MONTANT DES SOMMES MANDATÉES.	DIFFÉRENCE entre les colonnes 30 et 31. Sommes mandatées.	
(Indiquer le nom, la raison sociale, etc., du créancier réel). — Lorsque la pièce de dépense est collective (états récapitulatifs de salaires, états d'émargements), elle figure avec la mention « Divers créanciers ».]	§ 4.	§ 5.	§ 1er. — Frais de traitement dans les hôpitaux militaires.						§ 3. — Frais de sépulture et de dépêches.		§ 4. — Achats de médicaments et de matériel.			§ 6. — DÉPENSES DIVERSES.										7. — Achats d'ouvrages, reliure, etc.						
	Achats de médicaments et objets de pansement pour hôpitaux et infirmeries.	Achat de matériel.	Améliorations diverses dans les hôpitaux militaires.	Loyers des bâtiments et réparations locatives dans les hôpitaux militaires.	Alimentation.	Chauffage et éclairage.	Blanchissage.	Entretien et réparation du matériel, ingrédients de propreté.	Objets de bureau, de consommation.	Primes de travail et gratifications aux sous-officiers rengagés ou commissionnés avant la suppression de ces primes ou gratifications.	Frais d'obsèques des militaires décédés en activité de service et frais de suite.	Frais de dépêches télégraphiques et d'affranchissement de lettres pour prévenir les familles en cas de maladies graves.	Achats sur place de médicaments et objets de pansement pour hôpitaux et infirmeries.	Achats sur place de matériel.	Achat de gilets de flanelle et de chaussures pour les convalescents mis... au... sortir de l'hôpital.	Désinfection de la literie et des effets d'habillement.	Frais d'adjudication.	Frais divers pour transport de malades et aliénés.	Renouvellement, entretien et conservation du matériel de réserve logers des magasins de réserve et frais de gardiennage de trains sanitaires.	Assainissement des chambres occupées par la troupe dans les casernements militaires. Imperméabilisation des planchers.	Vaccinations et revaccinations. Service de la vaccination antityphoïdique.	Frais de confection et de transformation de matériel.	Dépenses diverses. Entretien des chiens sanitaires.	Amélioration des moyens de transport des malades ou blessés dans les villes de garnison en temps de paix. Emploi d'automobiles.	Achats d'ouvrages, reliure.	Fonctionnement du Comité technique et de la Section technique du service de santé et de la Commission d'hygiène et d'épidémiologie militaire.	Organisation et fonctionnement des laboratoires de bactériologie et de radiographie. Créations de laboratoires. Fonctionnement des bureaux d'hygiène militaires.			En plus : à reverser au Trésor ou à virer à d'autres services (1).	En moins : à virer d'un autre service ou à ordonnancer au titre des exercices clos (1).
2	3	4	5	6	7	8	9	10	11	12	13	14	15	16	17	18	19	20	21	22	23	24	25	26	27	28	29	30	31	32	33

(1) Les sommes à virer sont inscrites à l'encre rouge.

RÉCAPITULATION.

NATURE DES DÉPENSES PAR RUBRIQUE BUDGÉTAIRE. 1	Montant des dépenses pour le présent trimestre. 2	Report des antérieurs. 3	TOTAUX GÉNÉRAUX	
			par rubrique budgétaire. 4	par paragraphe (1). 5
DÉPENSES ENGAGÉES ET SUIVIES PAR L'ADMINISTRATION CENTRALE.				
§ 4... Achats de médicaments et objets de pansement......				
Achats de matériel.........				
Améliorations diverses dans les hôpitaux militaires...				
§ 5... Loyers des bâtiments et réparations locatives dans les hôpitaux militaires.........				
TOTAUX des dépenses engagées et suivies par l'Administration centrale...........				
DÉPENSES SUIVIES PAR LES SERVICES EXTÉRIEURS.				
§ 1er... Alimentation............				
Chauffage et éclairage............				
Blanchissage............				
Entretien et réparation du matériel, ingrédients de propreté.........				
Objets de bureau, de consommation.........				
Primes de travail et gratifications aux sous-officiers rengagés ou commissionnés avant la suppression de ces primes ou gratifications.........				
Frais d'obsèques des militaires décédés en activité de service et frais de culte.........				
§ 3... Frais de dépêches télégraphiques et d'affranchissements de lettres pour prévenir les familles en cas de maladies graves.........				
Achats sur place de médicaments et objets de pansement				
§ 4... Achats sur place de matériel.........				
Achats de gilets de flanelle et de chaussettes pour les convalescents sortant sans ressources de l'hôpital....				
Désinfection de la literie et des effets d'habillement....				
Frais d'adjudication.........				
Frais divers pour transport de malades et aliénés.....				
Renouvellement, entretien et conservation du matériel de réserve, loyers des magasins de réserve et frais de gardiennage de trains sanitaires.........				
§ 6... Assainissement des chambres occupées par la troupe dans les casernements militaires, imperméabilisation des planchers.........				
Vaccinations et revaccinations.........				
Frais de confection et de transformation de matériel..				
Dépenses diverses. — Entretien des chiens sanitaires..				
Amélioration des moyens de transport des malades ou blessés dans les villes de garnison en temps de paix. — Emploi d'automobiles.........				
§ 7... Achats d'ouvrages, reliures.........				
Fonctionnement du Comité technique et de la Section technique du service de santé et de la Commission d'hygiène et d'épidémiologie militaires.........				
Organisation et fonctionnement des Laboratoires de bactériologie et de radiographie, créations de laboratoires. — Fonctionnement des bureaux d'hygiène militaires.........				
TOTAUX des dépenses suivies par les services extérieurs...	(1)			
TOTAUX GÉNÉRAUX.........				

(1) Somme à laquelle le bordereau doit être arrêté.
(2) En toutes lettres.

ARRÊTÉ le présent bordereau à la somme de (2)

A   , le   19 .

VU ET VÉRIFIÉ :   *Le Gestionnaire,*

MINISTÈRE
DE LA GUERRE.

SERVICE DE SANTÉ.

N° 575
de la Nomenclature
générale.

N° (1)

(1) Il y a une série de numéros par exercice. Les bordereaux comprenant les payements sur mandats d'*avances* portent les numéros impairs, les autres les numéros pairs.

(2) Gouvernement militaire d
ou
Division d   , etc.

(3) Désignation de l'établissement.

(2)

(3)

° CORPS D'ARMÉE
ou

EXERCICE 19 .

° TRIMESTRE.

Articles 4 et 9 (I, § 6) de l'Instruction
du 17 mars 1904.

(4) Intérieur
ou
Algérie-Tunisie, suivant le cas.

(5) Hôpitaux militaires
ou
Magasins d'approvisionnements et Dépôts de matériel.

Nombre de pièces :

1re SECTION. — TROUPES MÉTROPOLITAINES.
(4)

CHAPITRE   . — ARTICLE   .

ÉTABLISSEMENTS DU SERVICE DE SANTÉ (MATÉRIEL D'EXPLOITATION).

(5)

Dépenses acquittées sur mandats d'avances
et sur mandats directs spéciaux au personnel civil
d'exploitation.

(Prélèvements sur les salaires, sommes revenant aux ouvriers décédés.)

BORDEREAU TRIMESTRIEL

*des dépenses faites pour le compte de l'établissement désigné
ci-dessus pendant le   ° trimestre.*

DÉPENSES ENGAGÉES et suivies par l'administration centrale.

DÉPENSES SUIVIES PAR LES SERVICES EXTÉRIEURS.

N°	Désignation de la colonne
1	NUMÉROS D'INSCRIPTION sur le présent bordereau des factures, mémoires, etc.
2	DÉSIGNATION DES CRÉANCIERS. (Indiquer le nom, la raison sociale, etc., du créancier réel. — Lorsque la pièce de dépense est collective (états récapitulatifs de salaires, états d'émargements), elle figure avec la mention « Divers créanciers ».)
	DÉPENSES ENGAGÉES et suivies par l'administration centrale.
3	§ 4. — Achat de médicaments et objets de pansement pour hôpitaux et infirmeries.
4	§ 5. — Achat de matériel.
5	Améliorations diverses dans les hôpitaux militaires.
6	Loyers des bâtiments et réparations locatives dans les hôpitaux militaires.
	§ 1er. — Frais de traitement dans les hôpitaux militaires.
7	Alimentation.
8	Chauffage et éclairage.
9	Blanchissage.
10	Entretien et réparation du matériel, ingrédients de propreté.
11	Objets de bureau, de consommation.
12	Primes de travail et gratifications aux sous-officiers rengagés ou commissionnés avant la suppression de ces primes ou gratifications.
	§ 2. — Frais de sépulture et de dépêches.
13	Frais d'obsèques des militaires décédés en activité de service et frais de culte.
14	Frais de dépêches télégraphiques et d'affranchissements de lettres pour prévenir les familles en cas de maladies graves.
	§ 4. — Achats de médicaments et de matériel.
15	Achats sur place de médicaments et objets de pansement pour hôpitaux et infirmerie.
16	Achats de matériel.
17	Achat de gilets de flanelle et de chaussettes pour les convalescents sortant sans ressources de l'hôpital.
	§ 6. — DÉPENSES DIVERSES.
18	Désinfection de la literie et des effets d'habillement.
19	Frais d'adjudication.
20	Frais divers pour transport de malades et aliénés.
21	Renouvellement, entretien et conservation du matériel de réserve, loyers des magasins de réserve et frais de gardiennage de trains sanitaires.
22	Assainissement des chambres occupées par la troupe dans les casernements militaires, imperméabilisation des planchers.
23	Vaccinations et revaccinations. Service de vaccination antityphoïdique.
24	Frais de confection et de transformation de matériel.
25	Dépenses diverses. Entretien des chiens sanitaires.
26	Amélioration des moyens de transport des malades ou blessés dans les villes de garnison en temps de paix. Emploi d'automobiles.
	§ 7. — Achats d'ouvrages, reliure, etc.
27	Achats d'ouvrages, reliure.
28	Fonctionnement du Comité technique et de la Section technique du service de santé et de la Commission supérieure d'hygiène et d'épidémiologie militaires.
29	Organisation et fonctionnement des laboratoires de bactériologie et de radiographie. Créations de laboratoires. Fonctionnement des bureaux d'hygiène militaire.
30	MONTANT TOTAL DE LA DÉPENSE.
31	MONTANT des dépenses acquittées par mandats d'avance.
32	...directs spéciaux au personnel civil d'exploitation.
	DIFFÉRENCE entre les colonnes 30 et 31 ou 32. Sommes acquittées.
33	En plus : à reporter ou à reverser au Trésor ou à virer à d'autres services (1).
34	En moins : à virer d'autres services ou à ordonnancer au titre des exercices clos (1).
35	NOMBRE DE PIÈCES.

(1) Les sommes à virer sont inscrites à l'encre rouge.

RÉCAPITULATION.

DÉTAIL DES MANDATS D'AVANCES et montant total des mandats directs spéciaux au personnel civil d'exploitation.			NATURE DES DÉPENSES PAR RUBRIQUE BUDGÉTAIRE.	Montant des dépenses pour le présent trimestre.	Report des antérieurs.	Totaux généra par rubrique budgétaire	par paragr.
Numéros des mandats d'avances.	Dates d'émission des mandats.	Montant.					
1	2	3	4	5	6	7	8

DÉPENSES ENGAGÉES ET SUIVIES PAR L'ADMINISTRATION CENTRALE.

§ 4. { Achats de médicaments et objets de pansement........
Achats de matériel.........................
Améliorations diverses dans les hôpitaux militaires....

§ 5. Loyers des bâtiments et réparations locatives dans les hôpitaux militaires............................

TOTAUX des dépenses engagées et suivies par l'Administration centrale.............................

DÉPENSES SUIVIES PAR LES SERVICES EXTÉRIEURS.

§ 1er. { Alimentation............................
Chauffage et éclairage........................
Blanchissage............................
Entretien et réparat. du matériel, ingrédients de proprté.
Objets de bureau, de consommation................
Primes de travail et gratifications aux sous-officiers rengagés ou commissionnés avant la suppression de ces primes ou gratifications............

§ 3. { Frais d'obsèques des militaires décédés en activité de service et frais de culte....................
Frais de dépêches télégraph. et d'affranchiss. de lettres pour prévenir les familles en cas de maladies graves.

§ 4. { Achats sur place de médicaments et objets de pansement.
Achats sur place de matériel...................
Achat de gilets de flanelle et de chaussettes pour les convalescents sortant sans ressources de l'hôpital.....

§ 6. { Désinfection de la literie et des effets d'habillement....
Frais d'adjudication.........................
Frais divers pour transport de malades et aliénés......
Renouvellement, entretien et conservation du matériel de réserve, loyers des magasins de réserve et frais de gardiennage de trains sanitaires................
Assainissement des chambres occupées par la troupe dans les casernements militaires, imperméabilisation des planchers.........................
Vaccinations et revaccinations...................
Frais de confection et de transformation du matériel...
Dépenses diverses. — Entretien des chiens sanitaires...
Amélioration des moyens de transport des malades ou blessés dans les villes de garnison en temps de paix. — Emploi d'automobiles....................

§ 7. { Achats d'ouvrages, reliures....................
Fonctionnement du Comité technique et de la Section technique du service de santé et de la Commission supérieure d'hygiène et d'épidémiologie militaires...
Organisation et fonctionnement des Laboratoires de bactériologie et de radiographie. Créations de laboratoires..
Fonctionnement des bureaux d'hygiène militaires......

TOTAUX des dépenses suivies par les services extérieurs..

TOTAUX GÉNÉRAUX....................... (1)

Colonne de gauche (DÉTAIL) :

TOTAL des mandats d'avances......

A DÉDUIRE :

Somme reversée au Trésor, suivant récépissé n° du 19 .

RESTE en payements effectifs......

A AJOUTER :

Montant total des mandats directs (col. 32 d'autre part).

TOTAL comme ci-contre.

---

(1) Somme à laquelle le bordereau doit être arrêté.
(2) En toutes lettres.

ARRÊTÉ le présent bordereau à la somme de (2)

A , le 191 .

Le Gestionnaire,

VU ET VÉRIFIÉ :

e ARMÉE.

—

e CORPS D'ARMÉE.

/

° TRIMESTRE 19 .

(1) Désigner la formation sanitaire.

MODÈLE N° 30.

SERVICE DE SANTÉ EN CAMPAGNE.

(1)

M.   , Officier d'administration   gestionnaire.

CARNET DU MATÉRIEL

DESTINÉ

A L'ENREGISTREMENT DES ENTRÉES ET DES SORTIES

DE TOUTE NATURE.

Le présent carnet contenant   feuillets, a été coté et parafé par nous, Médecin-Chef de ladite formation sanitaire.

A   , le   19 .

INSTRUCTION POUR LA TENUE DU CARNET DU MATÉRIEL.

Le présent carnet est divisé en quatre sections, savoir :

Ire SECTION. — *Unités collectives principales, secondaires et sous-unités collectives;*

IIe SECTION. — *Objets mobiliers isolés;*

IIIe SECTION. — *Objets prêtés ou requis temporairement et pour lesquels il n'est pas exigé de justification;*

IVe SECTION. — *Matériel de campement affecté à la formation sanitaire.*

Tous les mouvements de matériel y sont inscrits au fur et à mesure qu'ils se produisent.

Les pièces justificatives sont inscrites en tête du présent carnet dans l'ordre chronologique et reçoivent un numéro d'ordre. La série des numéros d'ordre est unique pour toutes les opérations d'entrée et de sortie.

En fin d'année ou de campagne, ce carnet est adressé au Bureau de comptabilité du service de santé des armées avec les pièces jutificatives d'entrée et de sortie du matériel.

ENREGISTREMENT SOMMAIRE
DES PIÈCES JUSTIFICATIVES D'ENTRÉE.

NUMÉROS D'ORDRE des entrées.	DATE		DÉSIGNATION de L'EXPÉDITEUR.	DÉSIGNATION SOMMAIRE du matériel reçu.	COLIS.			OBSER-VATIONS.
	de L'ÉTABLISSEMENT de la pièce.	du RÉCÉPISSÉ.			NOMBRE.	NATURE.	POIDS.	
1	2	3	4	5	6	7	8	9

ENREGISTREMENT SOMMAIRE
DES PIÈCES JUSTIFICATIVES DE SORTIE.

NUMÉROS D'ORDRE des sorties.	DATE		DÉSIGNATION du DESTINATAIRE.	DÉSIGNATION SOMMAIRE du matériel expédié.	COLIS.			OBSERVATIONS.
	de L'ÉTABLISSEMENT de la pièce.	du RÉCÉPISSÉ.			NOMBRE.	NATURE.	POIDS.	
1	2	3	4	5	6	7	8	9

Iʳᵉ SECTION. — *Unités collectives principales, secondaires et sous-unités collectives.*

NUMÉROS DES PIÈCES.	DATE DES MOUVEMENTS.	DÉSIGNATION DES MOUVEMENTS d'entrée et de sortie.														
		Entrées														
		Existant														
		Totaux des entrées..														
		Sorties														
		Totaux des sorties........														
		Restants														

IIe SECTION. — *Objets mobiliers isolés.*

Totaux des entrées...

Sorties

Totaux des sorties......

Restants.

III° SECTION. — *Objets prêtés ou requis temporairement*

Totaux des entrées....									
Sorties									
Totaux des sorties.....									
Restants.									

et pour lesquels il n'est pas exigé de justification.

IV° SECTION — *Matériel de campement*

Totaux des entrées.

Sorties

Totaux des sorties.

Restants

affecté à la formation sanitaire.

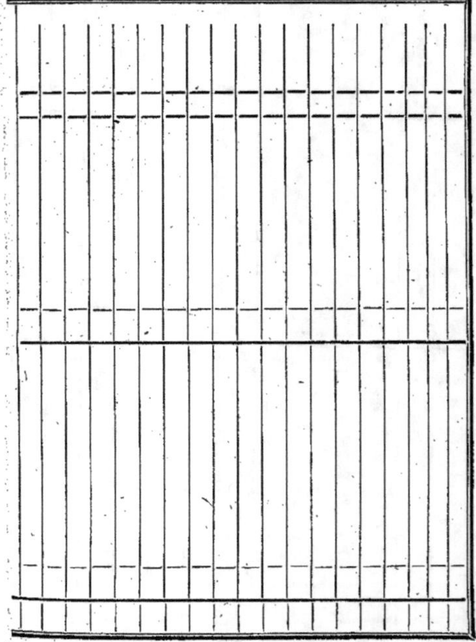

A   , le   19   .

L'Officier d'administration gestionnaire,

Vu :

Le Médecin-chef,

DÉCLARATION DE REMISE ET DE REPRISE DE SERVICE.

Les officiers d'administration gestionnaires, soussignés, certifient que les quantités figurant au présent carnet du matériel, sous la dénomination de *restants,* ont été reconnues exactes, de bonne qualité et comme existant à la formation sanitaire.

A   , le   19

L'Officier d'administration gestionnaire sortant,

L'Officier d'administration gestionnaire entrant,

Vu :

Le Médecin-Chef,

e CORPS D'ARMÉE.
au
DIVISION D

PLACE

d

SERVICE COURANT (1)
ET
RÉSERVE DE GUERRE.

SERVICE

D

Désignation
de
l'établissement.

Numéro 368
de la nomenclature.

MODÈLE Nº 8.

Art. 40 de l'instruction du
30 décembre 1902.

(1) Les inscriptions concernant le service courant sont faites avant celles concernant la réserve de guerre. La valeur des différences est totalisée distinctement.

(2) Sous-intendant militaire, Sous-directeur, Commandant de l'artillerie, Chef de l'établissement, Chef du génie *ou* Médecin-chef.

(3) Le Ministre, l'intendant militaire ou le directeur.

(4) Indiquer la mutation (admis à la retraite ou désigné pour une autre résidence, etc.)

(5) Désignation des deux comptables.

(6) Cette colonne sera élargie, s'il y a lieu, en ajoutant les feuilles nécessaires, pour permettre de donner aux observations et aux réserves tout leur développement.

PROCÈS-VERBAL D'INVENTAIRE

PAR SUITE

DE MUTATION DE COMPTABLES.

L'an mil neuf cent   le

Nous (2)   , à

Sur l'avis qui nous a été donné par M. (3)
de procéder à l'installation de M.   désigné
pour être employé à   en remplacement
de M.   (4)

Nous sommes rendu à   où nous avons
trouvé réunis :

MM. (5)

Nous étant fait présenter les registres et pièces de comptabilité nécessaires pour nous assurer de leur exactitude et régularité et les ayant arrêtés, nous avons procédé au recensement des matières et objets de toute nature, dont les quantités, en magasin ou en service, comparées avec celles portées au compte de gestion du comptable sortant, ont fait ressortir les différences mentionnées au tableau ci-dessous.

NUMÉROS de la classification		DÉSIGNATION des matières et objets.	UNITÉ réglementaire.	QUANTITÉS		DIFFÉRENCES		PRIX de l'unité.	DÉCOMPTE. MONTANT		OBSERVATIONS et RÉSERVES du comptable entrant. (6)
sommaire.	détaillée.			d'après les écritures.	d'après le recensement.	en plus.	en moins.		en plus.	en moins.	

A reporter.................

NUMÉROS de la classification		DÉSIGNATION des matières et objets.	UNITÉ réglementaire.	QUANTITÉS		DIFFÉRENCES		DÉCOMPTE.			OBSERVATIONS et RÉSERVES du comptable entrant. (6)
sommaire.	détaillée.			d'après les écritures.	d'après le recensement.	en plus.	en moins.	PRIX de l'unité.	MONTANT en plus.	en moins.	
		Report........................									
		Total........................									

EXPLICATIONS DES DIFFÉRENCES

QUI EXISTENT ENTRE LES RÉSULTATS DU RECENSEMENT ET LA BALANCE DES ÉCRITURES.

EXPLICATIONS DES DIFFÉRENCES

QUI EXISTENT ENTRE LES RÉSULTATS DU RECENSEMENT ET LA BALANCE DES ÉCRITURES.

En foi de quoi nous avons dressé le présent procès-verbal, que nous avons signé avec les personnes y dénommées, et dont   expédition   ser transmise   par nos soins à M. le Ministre de la guerre.

Fait et clos à .   , le (1)   19   .

(1) Si l'opération a duré plusieurs jours, indiquer la date de la clôture.

· CORPS D'ARMÉE
ou
DIVISION D
—
PLACE

d

Nº   d'enregistrement D
au journal des
comptes-matières.

(1) De cession, de livrai-son *ou* d'expédition.
(2) Cédé, délivré *ou* expédié à
(3) Cession, livraison *ou* expédition.
(4) Les colonnes « récep-tion » ne seront remplies que lorsque les différences constatées à l'arrivée se-ront mises à la charge de l'expéditeur, et lorsque le matériel, passant d'un ser-vice à un autre, change de numéro.

SERVICE COURANT
ou
RÉSERVE DE GUERRE.

SERVICE

—

Désignation
de
l'établissement.

FACTURE⁽¹⁾

—

ENTRÉE.

—

FACTURE des matières et objets (2)
en exécution de l'ordre d

Nº 365
de la nomenclature

MODÈLE Nº 5.
—
Art. 48 de l'instruction du
30 décembre 1902.

NOTA. Dans le cas d'en-trée sans dépenses en de-niers, les colonnes du dé-compte ne doivent pas être remplies, et ce qui est rela-tif au remboursement est bâtonné.

(3)		DÉSIGNATION des MATIÈRES ET OBJETS.	UNITÉ RÉGLEMENTAIRE.	QUANTITÉS	PRIX DE L'UNITÉ.	MONTANT en argent.	RÉCEPTION (4).		QUANTITÉS	OBSER-VATIONS.
NUMÉROS de la CLASSIFICATION							NUMÉROS de la CLASSIFICATION			
som-maire.	dé-taillée						som-maire.	dé-taillée		
		TOTAL.........								

Les factures portant la mention *service courant* sont blanches; celles portant la mention *réserve de guerre* sont jaunes.

NATURE ET POIDS DES COLIS (1).			MATÉRIAUX D'EMBALLAGE. (Caisses, toile, ficelle, paille, clous, etc.)					
NUMÉROS.	NATURE.	POIDS.	NUMÉROS de la CLASSIFICATION		DÉSIGNATION des MATIÈRES ET OBJETS.	UNITÉ RÉGLEMENTAIRE.	QUANTITÉS	OBSERVATIONS
			som-maire.	dé-taillée				

La présente facture certifiée véritable par   comp-table expéditeur.

A   , le   19.

Vu :

Le (4)

La vérification des matières et objets expédiés faite à l'arrivée dans la forme réglementaire (2)

l   comptable, déclare prendre en charge les quantités indiquées d'autre part (3)

A   , le   19   .

Vu :

Le (4)

(1) Ces colonnes ne seront remplies que dans le cas où l'expédition n'aura pas lieu par la voie des transports généraux.

(2) N'ayant fait ressortir aucune différence à mettre à la charge de l'expéditeur *ou* ayant fait ressortir les différences détaillées dans le procès-verbal de réception dont extrait est ci-joint, différences à mettre à la charge du comptable expéditeur.

(3) On ajoutera « à la réception » lorsque les colonnes comprises sous ce titre seront remplies.

(4) Sous-intendant militaire, Sous-directeur, Commandant de l'artillerie, Chef de l'établissement, Chef du génie *ou* Médecin-chef.

(5) Indiquer la section et le chapitre du budget sur lesquels a été imputé le versement au Trésor, l'ordonnance de virement ou l'état de changement d'imputation.

(6) Ordonnance de virement (*ou*) état de changement d'imputation n°   en date du

(7) Grade et qualité de l'ordonnateur.

PAYEMENT (5).

SECTION DU BUDGET, CHAPITRE   , ARTICLE

La somme de

montant de la présente facture, a été payée par versement au Trésor, fait à

le   190   , suivant récépissé n°

(*ou*) par (6)

A   , le   19   .

Le (7)

SERVICE COURANT

ou

RÉSERVE DE GUERRE.

SERVICE

D

Désignation
de
l'établissement.

ENTRÉE.

CERTIFICAT ADMINISTRATIF.

Le   comptable soussigné déclare qu'il y a lieu de porter en entrée les matières et objets désignés ci-après, provenant d (1)

---

e CORPS D'ARMÉE

ou

DIVISION D

—

PLACE

d

Nᵒ   d'enregistrement
au journal
des comptes-matières.

(1) Indiquer les causes qui motivent l'entrée, telles que :
Cession par le ministère de...
ou
Appels *ou* réquisitions ordonnées le..... par.,...
ou
Récoltes, produit des polygones, des jardins, fouille des buttes, etc.,
ou
Démolition des colis pendant le :..trimestre 19..
ou
Excédents, bonis, etc., constatés à l'épuisement d'une meule, d'un approvisionnement *ou* dans une vérification faite le.... par...., *ou* par un recensement fait le.... suivant procès-verbal rapporté le..... par.....
ou
Fabrication, transformation,

Nᵒ 364
de la nomenclature.

MODÈLE Nᵒ 6.

Article 48 de l'instruction du 30 décembre 1902.

confection *ou* démolition d....
ordonnée le..... par.... exécutée par économie pendant le mois d.... (Voir pièce de sortie nᵉ   ),
ou
Monture exécutée par économie *ou* par le sieur..... suivant marché du... pendant le mois d..... (Voir pièce de sortie nᵉ   .)

Nota. — Quand l'entrée a lieu sans dépense en deniers, les colonnes 6 et 7 ne sont pas remplies. Toutefois, dans le service de l'artillerie, il est, s'il y a lieu, établi un décompte dans les conditions prévues par l'article 74 de l'instruction du 30 décembre 1902.

NUMÉROS de la CLASSIFICATION		DÉSIGNATION des MATIÈRES ET OBJETS.	UNITÉ RÉGLEMENTAIRE.	QUANTITÉS.	PRIX de L'UNITÉ.	MONTANT en ARGENT.	OBSERVATIONS.
sommaire.	détaillée.						
1	2	3	4	5	6	7	8

A reporter...............

Les certificats portant la mention *service courant* sont blancs; ceux portant la mention *réserve de guerre* sont jaunes.

NUMÉROS de la CLASSIFICATION		DÉSIGNATION des MATIÈRES ET OBJETS.	UNITÉ RÉGLE-MEN-TAIRE.	QUAN-TITÉS.	PRIX de L'UNITÉ.	MON-TANT en ARGENT.	OBSERVA-TIONS.
som-maire.	dé-tailléo.						
1	2	3	4	5	6	7	8
		Report....................					
		Total					

Le comptable prendra en charge les quantités portées ci-dessus.

A   , le   19   .

L   *comptable,*

A   , le   19· .

Le (1)

Reçu et pris en charge les quantités ci-dessus.

A   , le   19   .

L   *comptable,*

Vu et Vérifié :

Le (1)

PAYEMENT (2).

^e SECTION DU BUDGET, CHAP.   , ART.   .

La somme de   montant du présent certificat, a été payée par versement au Trésor fait à   le   19   , suivant récépissé n°   *ou* par (3)

A   , le   19   .

L (4)

(1) Sous-intendant militaire, Sous-directeur, Commandant de l'artillerie, Chef de l'établisse-ment, Chef du génio *ou* Médecin-chef.

(2) Indiquer la section et le chapitre du budget sur lesquels a été imputé le versement au Tré-sor, le mandat de payement, l'ordonnance de vi-rement ou l'état de changement d'imputation.

(3) Mandat de payement *ou* ordonnance de vi-rement *ou* état de changement d'imputation en date du   n°   .

(4) Grade et qualité de l'ordonnateur.

<table>
<tr><td>

ᵉ CORPS D'ARMÉE.
ou
DIVISION D —

PLACE
d

N°   d'enregistrement
au journal
des comptes-matières.

(1) D'une vérification, d'un ordre de... en date du... *ou* d'un recensement constaté par procès-verbal de... en date du..., *ou* de la formation, *ou* de la dislocation d'unités collectives.

</td><td>

SERVICE COURANT
ou
RÉSERVE DE GUERRE.

SERVICE
d —

Désignation
de
l'établissement.

</td><td>

N° 367
de la nomenclature.

MODÈLE N° 7.

Article 48 (§ XXVII) de l'instruction du 30 décembre 1902.

</td></tr>
</table>

CERTIFICAT ADMINISTRATIF.

ENTRÉE.

L   comptable, soussigné, déclare que, par suite (1) il y a lieu de faire subir aux matières et objets désignés ci-après le changement de classement qu'indique le tableau suivant :

NUMÉROS de la classification		ENTRÉES (NOUVEAU CLASSEMENT).			NUMÉROS de la CLASSIFICATION sous lesquels les matières et objets figuraient dans les comptes.		OBSERVATIONS
Sommaire.	Détaillée.	DÉNOMINATION DES MATIÈRES ET OBJETS.	UNITÉ RÉGLEMENTAIRE.	QUANTITÉS.	Sommaire.	Détaillée.	

Les certificats portant la mention *service courant* sont blancs ; ceux portant la mention *réserve de guerre* sont de couleur jaune.

| NUMÉROS de la classification | | ENTRÉES (NOUVEAU CLASSEMENT). | | | NUMÉROS de la CLASSIFICATION sous lesquels les matières et objets figuraient dans les comptes. | | OBSERVATIONS. |
som-maire.	détaillée.	DENOMINATION DES MATIÈRES ET OBJETS.	UNITÉ RÉGLEMENTAIRE.	QUANTITÉS.	Som-maire.	Détail-lée.	

Le comptable prendra en charge les quantités ci-dessus.

A   , le   19   .

Le (1)

A   , le   19   .

L   comptable,

Pris en charge les quantités ci-dessus qui ont été portées en sortie à la date de ce jour suivant certificat n°

A   , le   19   .

L   comptable.

(1) Sous-intendant militaire, Sous-directeur, Commandant de l'artillerie, Chef de l'établissement, Chef du génie *ou* Médecin-chef.

Vu et vérifié :

Le (1)

• CORPS D'ARMÉE
ou
DIVISION D
—
PLACE

d

N°   d'enregistrement
au journal
des comptes-matières.

(1) De cession, de livraison *ou* d'expédition.
(2) Cédés, délivrés *ou* expédiés à... *ou* cédés à... pour conversion.
(3) Cession, livraison *ou* expédition.
(4) Les colonnes « réception » ne seront remplies que lorsqu'il s'agira d'une expédition et que les différences constatées à l'arrivée seront mises à la charge de l'expéditeur ou lorsqu'en cas de cession gratuite le matériel doit être pris en charge dans les comptes d'un autre service de la guerre.

SERVICE COURANT
ou
RÉSERVE DE GUERRE
—
SERVICE
d
—
Désignation
de
l'établissement.
—
FACTURE(1)
—
SORTIE.

N° 369
de la nomenclature.

MODÈLE N° 9.
—
Art. 48 de l'Instruction du 30 décembre 1902.

NOTA. Dans le cas de sortie ne donnant pas lieu à payement, les colonnes du décompte ne seront pas remplies et ce qui est relatif au remboursement sera bâtonné. Toutefois, dans le service de l'artillerie, il sera, s'il y a lieu, établi un décompte dans les conditions prévues par l'art. 74 de l'instruction du 30 décembre 1902.

FACTURE des matières et objets (2)
en exécution de l'ordre d

(3)		DÉSIGNATION des MATIÈRES ET OBJETS.	Unité réglementaire.	QUANTITÉS.	Prix de l'unité.	Montant en argent.	RÉCEPTION (4).		QUANTITÉS.	OBSERVATIONS.
Numéros de la classification							Numéros de la classification			
sommaire.	détaillée.						sommaire.	détaillée.		
		TOTAL.............								

Les factures portant la mention *service courant* sont gris bleuté; celles portant la mention *réserve de guerre* sont bleues.

MATÉRIEL D'EMBALLAGE (Caisses, toile, ficelle, paille, clous, etc.)

NUMÉROS de la classification		DÉSIGNATION DES MATIÈRES ET OBJETS.	UNITÉ réglementaire.	QUANTITÉS.	OBSERVATIONS.
som-maire.	détail-lée.				

La présente facture certifiée véritable par l   comptable soussigné.

A   , le   19   .

Vu et VÉRIFIÉ la présente facture s'élevant à la somme totale de

dont le montant doit être remboursé par les soins de (1)

Le (2)

RÉCÉPISSÉ.

Reçu les matières et objets portés d'autre part (3) dont il a été pris charge à la date de ce jour sous le n° des entrées du livre-journal.

A   , le   19   .

L

Vu et VÉRIFIÉ :

Le (2)

PAYEMENT.

La somme de
montant de la présente facture, a été payée par versement au Trésor fait à   le   19   , suivant récépissé n°   , *ou* par (4)

A   , le   19 .

Le (5)

(1) Indiquer la partie prenante. — (2) Sous-intendant, Sous-directeur, Commandant de l'artillerie, Chef de l'établissement, Chef du génie ou Médecin-chef. — (3) On ajoutera « à la réception » lorsque les colonnes comprises sous ce titre seront remplies. — (4) Ordonnance de virement... ou état de changement d'imputation n°... en date du... — (5) Grade et qualité de l'ordonnateur.

NOTA. — Le récépissé ci-dessus doit être timbré à 0 fr. 10 quand il s'agit d'une livraison à un particulier (adjudicataire, entrepreneur, cessionnaire, etc.). (Art. 18 de la loi du 23 août 1871.)

e CORPS D'ARMÉE
ou

DIVISION d
—

PLACE

d

SERVICE COURANT
ou

RÉSERVE DE GUERRE.
—

SERVICE

d

N° 371
de la nomenclature.

MODÈLE N° 10.

Art. 48 de l'instruc-
tion du 30 décem-
bre 1902.

N° d'enregistrement
au journal
des comptes-matières.
—

(1) Indiquer les causes
qui motivent la sortie, telles
que :
Emploi des matériaux
d'emballage à la confection
des colis pendant le... trimestre 19..
ou
Emploi à la fabrication,
confection, transformation,
réparation *ou* démolition de

Désignation
de
l'établissement. {

SORTIE.
—

CERTIFICAT ADMINISTRATIF.
—

... ordonnée le... par...
(voir pièce d'entrée n°),
ou
Mouture exécutée par
économie *ou* par le sieur...
suivant marché du... pen-
dant le mois de... (voir
pièce d'entrée n°).
—

NOTA. — Pour le service
de l'artillerie, il sera, s'il
y a lieu, établi un décompte
dans les conditions prévues
par l'article 74 de l'instruction du 30 décembre 1902.

L comptable soussigné déclare
qu'il y a lieu de porter en sortie les matières et objets désignés ci-après
pour cause d (1)

NUMÉROS de la CLASSIFICATION		DESIGNATION DES MATIÈRES ET OBJETS.	UNITÉ RÉGLEMEN-TAIRE.	QUANTITÉS.	OBSERVATIONS.
som-maire.	dé-taillée.				

Les certificats portant la mention *service courant* sont gris bleuté : ceux portant la
mention *réserve de guerre* sont de couleur bleue.

NUMÉROS de la CLASSIFICATION		DESIGNATION DES MATIÈRES ET OBJETS.	UNITÉ RÉGLEMEN- TAIRE.	QUANTITÉS.	OBSERVATIONS.
som- maire.	dé- taillée.				

Le comptable portera en sortie les quantités ci-dessus.

A le 19 .

   L (1)

A   , le   19 ..

      L   *comptable,*

CERTIFIÉ l'exécution du présent ordre.

A   , le   19 .

      L   *comptable,*

Vu et VÉRIFIÉ :

L (1)

(1) Sous-intendant militaire, Sous-directeur, Commandant de l'artillerie, Chef de l'établissement, Chef du génie ou Médecin-chef.

• CORPS D'ARMÉE
ou
DIVISION d
—
• PLACE
d

N°   d'enregistrement
au journal
des comptes-matières.
—

(1) D'une vérification,
d'un ordre de,.... en date
du... *ou* d'un recense-
ment constaté par procès-
verbal de... en date du...
ou de la formation. *ou* de
la dislocation d'unités col-
ectives.

SERVICE COURANT
ou
RÉSERVE DE GUERRE

SERVICE
d

Désignation
de
l'établissement. {

N° 373
de la nomenclature.

MODÈLE N° 11.
—
Art. 48 (§ XXVII) de
l'instruction du 30
décembre 1902.

CERTIFICAT ADMINISTRATIF.

SORTIE.

L   comptable soussigné déclare que,
par suite (1)   il y a lieu de faire subir
aux matières et objets désignés ci-après le changement de classement qu'indique le tableau suivant:

NUMÉROS de la classification		DÉSIGNATION DES MATIÈRES ET OBJETS.	UNITÉ RÉGLEMENTAIRE.	QUANTITÉS.	NUMÉROS de la CLASSIFICATION sous lesquels les matières et objets doivent être portés en entrée		OBSERVATIONS.
som-maire.	détaillée.	SORTIES (ANCIEN CLASSEMENT).			som-maire.	détail-lée.	

Les certificats portant la mention *service courant* sont gris bleuté; ceux portant la mention *réserve de guerre* sont de couleur bleue.

NUMÉROS de la classification		SORTIES (ANCIEN CLASSEMENT).			NUMÉROS de la CLASSIFICATION sous lesquels les matières et objets doivent être portés en entrée		OBSERVATIONS.
sommaire.	détaillée.	DÉSIGNATION DES MATIÈRES ET OBJETS.	UNITÉ RÉGLEMENTAIRE.	QUANTITÉS.	sommaire.	détaillée.	

Le comptable portera en sortie les quantités ci-dessus et il les portera le même jour en entrée sous leur nouveau classement.

A   , le   19 .

Le (1)

(1) Sous-intendant militaire, Sous-directeur, Commandant de l'artillerie, Chef de l'établissement, Chef du génie *ou* Médecin-chef.

A   , le   (19 .

    L   *, comptable,*

Porté en sortie les quantités ci-dessus qui ont été reprises en charge à la date de ce jour suivant pièce d'entrée n°

A   , le   19

    L   *, comptable,*

VU ET VÉRIFIÉ

Le (1)

e CORPS D'ARMÉE
ou
DIVISION d

—

PLACE

d

N°   d'enregistrement
au journal
des comptes-matières.

—

(1) Sous-intendant mili-
taire, Sous-directeur, Commandant de l'artillerie,
Chef de l'établissement,
Chef du génie, *ou* Médecin-
chef.

SERVICE COURANT
ou
RÉSERVE DE GUERRE

SERVICE

—

Désignation
de
l'établissement. {

EXTRAIT
DE PROCÈS-VERBAL.

SORTIE.

N° 370
de la nomenclature.

MODÈLE N° 12.

—

Art. 48 (§ XXV)
de l'instruction
du 30 décembre 1902

(2) Le recensement du
matériel existant dans...
a fait ressortir, comparati-
vement aux résultats des
écritures, un déficit composé des matières et objets
désignés ci-après
ou
à l'arrivée des matières et
objets expédiés de... par...
... le... suivant facture
du... n° , il a été cons-
taté, etc.
ou
les matières et objets désignés ci-après ont été, etc.

Il appert d'un procès-verbal rapporté le   par
le (1)
Que (2)
En conséquence, le comptable portera en sortie, dans ses comptes, les matières et objets ci-après dont la valeur s'élève à la somme de

NUMÉROS de la CLASSIFICATION		DÉSIGNATION des MATIÈRES ET OBJETS.	UNITÉ RÉGLEMENTAIRE.	QUANTITÉS.	PRIX DE L'UNITÉ.	MONTANT en argent.	OBSERVATIONS.
sommaire.	détaillée.						
						A reporter............	

Les certificats portant la mention *service courant* sont gris bleuté; ceux portant la mention
réserve de guerre sont de couleur bleue.

NUMÉROS de la CLASSIFICATION		DÉSIGNATION des MATIÈRES ET OBJETS.	UNITÉ RÉGLEMENTAIRE.	QUANTITÉS.	PRIX DE L'UNITÉ.	MONTANT en argent.	OBSERVATIONS.
sommaire.	détaillée.						
		Report,.....................					
		Total............,.........					

A   , le   19

L (1)

Porté en sortie les quantités ci-dessus.

A   , le   19

L   *comptable,*

Vu :

Le (1)

Par décision du (3)   en date du
portée sur le procès-verbal mentionné d'autre part, le
      a été constitué débiteur,
envers l'Etat, de la somme de
qui sera versée au Trésor ; la somme de
      a été laissée à la charge de l'Etat.

A   , le   19

Le (1)

PAYEMENT.

La somme de
montant du décompte ci-dessus, a été versée au Trésor,
à   suivant récépissé
nº   , en date du

A   , le   19

Le (2)

(1) Sous-intendant militaire, Sous-directeur, Commandant de l'artillerie, Chef de l'établissement, Chef du génie *ou* Médecin-chef.

(2) Grade et qualité de l'ordonnateur.

(3) Ministre ou directeur.

CORPS D'ARMÉE.

SERVICE DE SANTÉ.

Formation livrancière :
Formation réceptionnaire :

BON pour les quantités de matériel ci-après :

NUMÉROS de la NOMENCLATURE.		QUANTITÉS.

Aux armées, le   19   .
L'Officier d'administration gestionnaire,

Délivré le   19   .
L'Officier d'administration gestionnaire,

Vu :
Le Médecin-Chef,

Vu :
Le Médecin-Chef,

Nota. — Ces bons sont établis en double expédition : l'une pour l'entrée dans les comptes-matières de la formation qui reçoit le matériel, l'autre pour la sortie dans les comptes de la formation qui le délivre.

Dans le cas où la formation livrancière ne possèderait qu'une partie du matériel demandé, le gestionnaire devrait indiquer, en toutes lettres et sur les deux exemplaires du bon, les quantités réellement délivrées.

•CORPS D'ARMÉE
ou
DIVISION d

d   PLACE

SERVICE COURANT (1)
et
RÉSERVE DE GUERRE.

SERVICE d

Désignation
de
l'établissement. }

N° **374 F**
de la nomenclature.

MODÈLE N° 29.

Art. 53 de l'instruction du
30 décembre 1902.

(1) Les inscriptions concernant le service courant sont faites avant celles concernant la réserve de guerre. La valeur des différences est totalisée distinctement.
(2) Nom et grade et fonction de l'autorité qui dresse le procès-verbal.
(3) Nom et grade du comptable.
(4) Remplir celle des trois mentions qui se rapporte au cas particulier ayant donné lieu au procès-verbal et bâtonner les deux autres à l'encre rouge.
(5) Place comptable ou établissement.
(6) Ministre, général commandant la région, etc., directeur.
(7) Nom et grade du président de la commission chargée du recensement.
(8) Nom et grade du contrôleur.

PROCÈS-VERBAL DE RECENSEMENT.

L'an mil neuf cent   , le   ,
nous (2)
en présence de M. (3)   comptable;
Vu (4) les résultats du recensement opéré par nous
dans les magasins de (5)   en exécution
de l'ordre du (6)   en date du
et qui a porté sur les numéros
de la nomenclature du service;
Vu (4) le procès-verbal rapporté le
par M. (7)   en exécution
de l'ordre du (6)   en date du
et qui a porté sur les numéros
de la nomenclature du service;
Vu (4) le procès-verbal rapporté le
par M. (8)   contrôleur   de l'administration de l'armée.
Déclarons que la comparaison des existants avec les écritures a fait ressortir les différences mentionnées au tableau ci-dessous :

NUMÉROS de la classification		DÉSIGNATION des MATIÈRES ou objets.	UNITÉ RÉGLEMENTAIRE.	QUANTITÉS d'après		DIFFÉRENCES		PRIX D'UNITÉ.	DÉCOMPTE en argent		OBSERVATIONS.
sommaire.	détaillée.			les écritures.	le recensement.	en plus.	en moins.		en plus.	en moins.	

A REPORTER.............

NUMÉROS de la classification		DÉSIGNATION des MATIÈRES ou objets.	UNITÉ RÉGLEMENTAIRE.	QUANTITÉS d'après		DIFFÉRENCES		PRIX D'UNITÉ.	DÉCOMPTE en argent		OBSERVATIONS.
sommaire.	détaillée.			les écritures.	le recensement.	en plus.	en moins.		en plus.	en moins.	
					Report............						
					Totaux............						

EXPLICATIONS DU COMPTABLE

sur les différences qui existent entre les résultats
du recensement et la balance des écritures.

CONCLUSIONS DU RAPPORTEUR.

---

(1) Biffer excédents *ou* déficits s'il y a lieu.

(2) Biffer entrée *ou* sortie s'il n'y a que des excédents ou des déficits.

(3) Grade du comptable.

(4) Si l'opération a duré plusieurs jours, indiquer la date de la clôture.

(5) Grade et fonction du rapporteur.

Les excédents et déficits (1) signalés d'autre part ayant été, conformément à l'article 53 de l'instruction du 30 décembre 1902, portés immédiatement en entrée ou en sortie (2)   , nous sommes d'avis que

En foi de quoi nous avons dressé le présent procès-verbal, que nous avons signé avec M. (3) comptable, lequel a été invité au préalable à consigner ci-dessus ses explications.

Fait et clos à   , les jour, mois et an que dessus (4).

L (3)   *comptable,*   *Le* (5)

CONCLUSIONS DU DIRECTEUR.

Nous (1)
directeur d
Vu le procès-verbal rapporté ci-dessus
Homologuons le dit procès-verbal, *ou bien* sommes
d'avis que

Vu (2)

A   , le   19

Le (3)   *Directeur,*

DÉCISION DU MINISTRE.

Paris, le   19

Le Ministre de la guerre,

(1) Nom et grade du directeur.

(2) Vu pour homologation *ou bien* Vu et transmis sous les réserves indiquées ci-dessus.

(3) Grade du directeur.

Modèle N° 117.

Notice n° 10 annexée
au Règlement.

• CORPS D'ARMÉE
ou
GOUVERNEMENT
MILITAIRE

d

PLACE d

SERVICE DE SANTÉ.

HOPITAL MILITAIRE d

LIVRET AUXILIAIRE

DES MOUVEMENTS DE MATÉRIEL

ENTRE L'HOPITAL CENTRAL ET L'ANNEXE D

Le présent livret auxiliaire, comprenant   feuillets,
a été coté et paraphé par nous, Médecin-Chef dudit établissement.

A   , le   19 .

NOTA. — Il est établi un livret spécial pour chaque annexe. La récapitulation annuelle des balances de chaque annexe donne l'inventaire du matériel en dépôt dans les annexes.

ANNEXE D

DATE des OPÉRA-TIONS.	NATURE des MOUVEMENTS de matériel.		ÉMARGEMENT : 1° du gérant de l'annexe pour les entrées. 2° de l'officier gestionnaire pour les sorties.
	Matériel existant au 1er janvier 19 .		
	ENTRÉES.		
	TOTAUX des existants et des entrées pendant l'année........		
	SORTIES.		
	TOTAUX des sorties pendant l'année.		
	BALANCE annuelle. { entrées. sorties.		
	RESTE en compte à l'annexe au 31 décembre 19 .		

CORPS D'ARMÉE
ou
GOUVERNEMENT
MILITAIRE
d

PLACE d

Année 19 .

MODÈLE N° 93.

Art. 428 du Règlement.

SERVICE DE SANTÉ.

HOPITAL MILITAIRE D

M.   , officier d'administration   gestionnaire.

ÉTAT D'EMPLOI DES OBJETS RÉFORMÉS.

INSTRUCTION

POUR L'ÉTABLISSEMENT DE L'ÉTAT D'EMPLOI.

Cet état indique :

1° Les objets à réserver pour les réparations à faire dans le courant de l'année ;

2° Le linge jugé propre à être converti en linge à pansement (1) ;

3° Le linge susceptible d'être converti en torchons et suaires ;

4° Les vieux morceaux d'objets de lainage pouvant être transformés en douets de propreté ;

5° Les objets à remettre aux agents du Domaine, y compris les débris de laine et de crin provenant des rebattages et les débris de linge provenant des réparations (art. 407) ;

6° Les objets détruits et ceux à détruire.

On a soin de ne porter, comme susceptibles de conversion, que les effets et objets pouvant être employés avec avantage réel pour le service, et qui présentent une valeur supérieure à celle de leur prix probable de vente augmentée de la main-d'œuvre.

Les paillasses, les sacs à paille, les couvertures piquées, les tabliers d'infirmiers qui excèdent les quantités nécessaires pour les réparations sont convertis en torchons et en suaires.

Les objets en argent et en platine réformés sont versés sur la pharmacie centrale à Paris (art. 427).

Les objets de culte réformés et encore utilisables sont versés sur le magasin central à Paris (art 427).

---

(1) Afin de diminuer les frais de main-d'œuvre et lorsque la distance entre les hôpitaux et les magasins d'approvisionnement ne doit pas entraîner de trop grands frais de transport, on expédie ces quantités de linge sur le magasin central de Paris ou sur le magasin de matériel de Marseille pour y être converties en linge à pansement.

NUMÉROS de la classification		DÉNOMINATION DES OBJETS.	UNITÉ réglementaire.	QUANTITÉS.	ÉVALUATION	
sommaire.	détaillée.				PRIX de l'unité.	MONTANT.
1	2	3	4	5	6	7
		A reporter........				

OBJETS RÉFORMÉS.

		NOUVELLE CLASSIFICATION DES OBJETS RÉFORMÉS.										
NUMÉROS de la classification		DÉNOMINATION DES OBJETS.	Unité réglementaire.	A employer aux réparations.	A convertir en linge à pansement		A convertir ou transformer en objets divers.	A remettre au Domaine.	A verser aux magasins centraux.	A détruire.	OBSERVATIONS.
sommaire.	détaillée.				dans l'établissement.	par le magasin d'approvisionnement.					
8	9	10	11	12	13	14	15	16	17	18	19

A   , le   19
L'Officier d'administration   *gestionnaire,*

Vu :
Le Médecin-Chef,

Approuvé
A   , le   19
Le Directeur du service de santé,

<table>
<tr><td>

MODÈLE N° 54
Art. 224 du Règlement
et Notice n° 10.

</td><td>

NUMÉRO 237
de la Nomenclature.

</td></tr>
</table>

· CORPS D'ARMÉE
ou
GOUVERNEMENT MILITAIRE
d

Place d

Désignation
de la formation {
sanitaire.

SERVICE DE SANTÉ. -

CARNET A SOUCHE

DES

Bons d'objets de pansement et de consommation.

Le présent carnet, contenant   feuillets, celui-ci et le dernier compris, a été coté et paraphé par nous, Médecin-Chef dudit établissement.

A   , le   191 .

INSTRUCTION.

Le présent carnet reçoit *exclusivement* l'inscription :

1° Des bons de matières et objets de pansement figurant en comptabilité-matières ;

2° Des bons de matières et objets de pansement et de consommation courante.

Chaque bon est signé (renvoi 1) par la partie prenante : médecin traitant, infirmier-major, etc. Il est ensuite visé (renvoi 2) soit par le médecin-chef, le pharmacien, l'officier d'administration gestionnaire, suivant le cas.

Les feuillets du présent carnet sont de *deux* couleurs ; ils alternent entre eux : *un blanc précédant un gris bleuté.*

Le feuillet *blanc* est perforé de façon à pouvoir détacher chacun des deux bons le composant, et sur la présentation desquels se fait la distribution des matières et objets demandés.

Le feuillet *gris bleuté* constitue la souche des bons.

Les indications écrites au crayon encre à l'aniline sur le feuillet blanc sont reproduites par le papier carbone sur le feuillet gris bleuté.

NOTA. — Le carnet est conservé pendant dix années après son versement aux archives.
(Art. 512 du Règlement.)

Feuillet blanc.

· DIVISION
ou
Service d _____

N°

BON pour :

QUANTITÉS

Le
   Le (1)

191 .

Vu :
Le (2)

. . . .

· DIVISION
ou
Service d _____

N°

BON pour :

QUANTITÉS

Le
   Le (1)

191 .

Vu :
Le (2)

Feuillet gris bleuté.

DIVISION
ou
Service d

N°

BON pour :

QUANTITÉS

Le

Le (1)

191 .

Vu :

Le (2)

DIVISION
ou
Service d

N°

BON pour :

QUANTITÉS

Le

Le (1)

191 .

Vu :

Le (2)

* ARMÉE

* CORPS D'ARMÉE.

* DIVISION.

* BRIGADE.

Mois d   19 .

(1) Désigner la formation
sanitaire.
(2) Nom et grade.   (1)

MODÈLE N° 6.

Art. 25 du Règlement.

SERVICE DE SANTÉ EN CAMPAGNE.

PHARMACIE.

M. (2)   , pharmacien de   e classe.

LIVRET MENSUEL

INDIQUANT

LES ENTRÉES ET LES SORTIES DE MÉDICAMENTS

PENDANT LE MOIS D   19

Instruction pour la tenue de ce livret.

Ce livret n'est pas une pièce de comptabilité, c'est un document d'ordre intérieur dont le but essentiel est de permettre de se rendre compte, à tout instant, des ressources que possède la formation sanitaire.

En fin de mois, le livret mensuel est envoyé au Bureau de comptabilité du service de santé des armées, avec les demandes et les bons des parties prenantes extérieures.

Lorsque la formation sanitaire des armées (ambulance, hôpital d'évacuation, centre hospitalier) n'a pas fonctionné pendant le mois, le présent livret n'est pas produit, mais la formation sanitaire adresse au Bureau de comptabilité du service de santé des armées un bordereau d'envoi comportant, dans la colonne d'observations, la mention ci-après :

« La formation n'ayant pas fonctionné pendant le mois de   les existants au 1er (du mois courant) sont identiques à ceux du 1er (du mois précédent). »

NUMÉROS DES PIÈCES.	DATES DES MOUVEMENTS.	DÉSIGNATION DES MOUVEMENTS d'entrées et de sorties.												OBSERVATIONS.
		ENTRÉES.												
		Existant au 1er du mois.												
		RÉCEPTIONS.												
		Totaux des entrées...												
		SORTIES.												
		LIVRAISONS EXTÉRIEURES.												
		Totaux des livraisons.												
		Consommation intérieure												
		Totaux des sorties...												
		Restant en fin de mois..												

Certifié les inscriptions faites au présent livret mensuel.

A   , le   19   .

Le Pharmacien de   e classe,

Vu :

Le Médecin-Chef.

⸱ CORPS D'ARMÉE.

SERVICE DE SANTÉ.

Indication
de la formation.

PROCÈS-VERBAL DE PERTES D'ARCHIVES.

(1) En toutes lettres.
(2) Nom et grade.
(3) Rappeler les circonstances dans lesquelles la perte s'est produite, d'après les inscriptions de la section V du carnet administratif.

L'an mil neuf cent , le (1)
Nous (2) , Médecin-Chef
de la formation,
Sur le rapport qui nous a été fait ce jour par
M. , officier d'administration
gestionnaire, duquel il résulte que (3)

avons établi comme il suit la liste des documents
perdus :

DÉSIGNATION DES DOCUMENTS.	PÉRIODE qu'ils CONCERNENT.	NOMBRE de PIÈCES.	OBSERVATIONS.

En foi de quoi nous avons dressé le présent procès-verbal que nous avons
signé avec M. , officier d'administration gestionnaire
à , les jour, mois et an
que ci-dessus.

Le Médecin-Chef,   *L'Officier d'administration gestionnaire,*

DÉCISION DU DIRECTEUR DU SERVICE DE SANTÉ.

ARMÉE.

· CORPS.

· DIVISION.

CARNET A SOUCHE

DE BONS DE DISTRIBUTIONS POUR LES PRESTATIONS EN NATURE

DUES AUX OFFICIERS SANS TROUPE ET AUX EMPLOYÉS MILITAIRES.

N° 383
de la Nomenclature

MODÈLE N° 14.

(Art. 30 de l'instruction
du 22 août 1899.)

(1) Nom et prénoms.
(2) Grade.
(3) Emploi.
(4) A rayer si le bon est individuel.

M. (1) , (2) (3)

Groupe ⎰ (4)
ou
service. ⎱

Les bons de vivres, chauffage et fourrages, pour la perception des prestations en nature dues aux officiers sans troupe et employés militaires, sont collectifs et produits par les chefs de groupes auxquels ces officiers ou employés militaires sont attachés. Ils mentionnent toujours au verso le détail des parties prenantes individuelles.

Exceptionnellement, les officiers sans troupe et employés militaires peuvent produire des bons individuels.

Tous les bons, tant collectifs qu'individuels, sont extraits d'un carnet à souche dont les diverses parties prenantes doivent être munies. Ils sont remis au distributeur préalablement remplis par toutes les indications que leur contexture comporte. Ils ne doivent pas cumuler des jours de différents mois; les ratures et surcharges sont dûment approuvées.

Un approvisionnement de carnets à souche est constitué dans la réserve d'imprimés du sous-intendant militaire chargé de l'administration de la division, du quartier général ou du service.

(Ce modèle de bon est exclusivement réservé aux officiers sans troupe et aux employés militaires, et pour les fournitures non livrées par réquisition.)

* ARMÉE.
* CORPS D'ARMÉE.
* DIVISION.
* BRIGADE.

FEUILLET Nº

DISTRIBUTION

DU   AU   1

Indiquer d'une façon précise le groupe *ou* le service.

NATURE DES FOURNITURES.	NOMBRE de rations.	QUANTITÉS perçues.

BON DE DISTRIBUTION

* ARMÉE.
* CORPS D'ARMÉE.
* DIVISION.
* BRIGADE.

M. (1)

Chef de groupe (2).

FEUILLET Nº

DISTRIBUTION DU   AU   1

(1) Nom, grade et emploi de la partie prenante.
(2) A rayer si le bon est individuel.

Indiquer d'une façon précise le groupe ou le service.

Bon pour les quantités de denrées ci-après à percevoir à titre réglementaire.

NATURE DES FOURNITURES.	NOMBRE.	TAUX des rations.	QUANTITÉS en chiffres.	QUANTITÉS EN TOUTES LETTRES.

A   le   1

NOTA. — Les bons sont distincts pour les vivres, pour les fourrages et pour le chauffage.

TABLEAU DES ENVOIS PÉRIODIQUES.

DÉSIGNATION DES PIÈCES ET DOCUMENTS.	DÉSIGNATION DU DESTINATAIRE.	DATE DE PRODUCTION des pièces et documents.
1° Des formations sanitaires.		
Bulletin modèle 46 C. { d'entrée..............	Corps en campagne et B. C. S. S. A.	Dans les 3 jours qui suivent l'entrée.
{ de sortie ou de décès...	Corps en campagne et B. C. S. S. A.	Après la sortie ou le décès.
Compte rendu sommaire de quinzaine........	B. C. S. S. A.	1er et 16 de chaque mois.
Billet d'hôpital des militaires décédés dans les formations sanitaires des armées............	B. C. S. S. A.	Immédiatement après le décès.
Récépissé de versement au Trésor.............	Ordonnateur.	Aussitôt réception du Trésor.
Relevé des dépenses pour « frais de sépultures » pour les personnes traitées à charge de remboursement.....................	B. C. S. S. A.	1er du deuxième mois de chaque trimestre.
État nominatif des malades et blessés des troupes américaines à la date du dernier jour du trimestre...................		
Relevé des frais accessoires de traitement des personnels des troupes et services des forces expéditionnaires américaines...............	B. C. S. S. A.	5 du premier mois de chaque trimestre.
Relevé des dépenses effectuées pour l'entretien du personnel civil américain non hospitalisé.		
Livret mensuel des entrées et des sorties des denrées et boissons alimentaires............		
Certificats-administratifs de consommation....		
Pièces justificatives d'entrées et de sorties des denrées et boissons alimentaires..........	B. C. S. S. A.	5 de chaque mois.
État détaillé des prix d'achat des denrées et liquides.....................		
Livret mensuel des médicaments.............	B. C. S. S. A.	15 de chaque mois.
Carnet administratif.................	B. C. S. S. A.	1er du deuxième mois de chaque trimestre.
Compte des avances de fonds..................	Ordonnateur.	1er du deuxième mois de chaque trimestre.
Bordereau des pièces et quittances....	Ordonnateur.	1er du deuxième mois de chaque trimestre.
Carnet du matériel avec les pièces à l'appui....	B. C. S. S. A.	1er avril.
Archives.............................	B. C. S. S. A.	En cas d'encombrement ou en cas de dissolution de la formation.
Journaux des marches et opérations..........	Ministère de la guerre; État-major de l'armée; Archives historiques.	Quand ils sont terminés ou en cas de dissolution de la formation.
Registres d'actes de l'état civil, de procès-verbaux de déclaration de décès, de procès-verbaux de constatation des décès...............	Ministère de la guerre. Bureau des archives.	Quand ils sont terminés ou en cas de dissolution de la formation.
2° Des ordonnateurs.		
Récépissé de versement au Trésor.............	B. C. S. S. A.	Au fur et à mesure de la réception des récépissés envoyés par les formations sanitaires.
Duplicata d'ordre de versement au Trésor		
Relevé des mandats d'avances émis pendant le trimestre.....................		
Relevé des mandats directs émis pendant le trimestre.....................	B. C. S. S. A.	10 du deuxième mois de chaque trimestre.
Bordereau des pièces et quittances avec les pièces à l'appui		
Pièces justificatives des dépenses acquittées sur mandats directs.....................		

TABLE ALPHABÉTIQUE.

C

D

E

I

J

L

M

S

ANNEXE.

Aux termes de l'article 19 de la loi du 31 décembre 1917 (*Journal officiel* du 1ᵉʳ janvier 1918), à partir du 2 avril 1918, *une taxe de 0 fr. 20 par 100 francs ou fraction de 100 francs, sans addition de décime,* sera perçue sur tous les titres de quelque nature qu'ils soient, signés ou non signés, constatant des payements ou des versements de sommes, soit à des non-commerçants pour une cause quelconque, soit à des commerçants pour une cause autre que l'exercice de leur commerce. En ce qui concerne les dits titres, *la taxe est substituée au droit de timbre établi par les articles 18 de la loi du 23 août 1871 et 28 de la loi du 15 juillet 1914* sur les titres emportant libération, reçu ou décharge de somme.

L'article 20 de la loi susvisée dispose que les quittances ou reçus de 10 francs et au-dessous, *quand il ne s'agit pas d'un acompte ou d'une quittance finale sur une plus forte somme,* sont exemptés de la taxe de 0 fr. 20 par 100 francs ou fraction de 100 francs.

En outre, l'article 21 stipule que la nouvelle taxe est acquittée au moyen de l'apposition de timbres mobiles.

A cet effet, il est créé des timbres mobiles à 0 fr. 20, 0 fr. 40, 0 fr. 60, 0 fr. 80, 1 franc, 1 fr. 20, 1 fr. 40, 1 fr. 60, 1 fr. 80, 2 francs, 4 francs, 6 francs, 8 francs, 10 francs, 20 francs, 40 francs et 100 francs.

Paris et Limoges. — Imprimerie militaire CHARLES-LAVAUZELLE.

www.ingramcontent.com/pod-product-compliance
Lightning Source LLC
LaVergne TN
LVHW021152050726
842519LV00002B/592